全国中医药行业高等教育"十四五"创新教材

护理基础技能
综合实训指导与评价

（供护理学等专业用）

主编 江虹

全国百佳图书出版单位
中国中医药出版社
·北 京·

图书在版编目（CIP）数据

护理基础技能综合实训指导与评价 / 江虹主编 .

北京 : 中国中医药出版社 , 2025. 6. —— (全国中医药行

业高等教育"十四五"创新教材).

ISBN 978–7–5132–9401–0

Ⅰ. R47

中国国家版本馆 CIP 数据核字第 2025TG4524 号

中国中医药出版社出版

北京经济技术开发区科创十三街 31 号院二区 8 号楼

邮政编码　100176

传真　010–64405721

唐山市润丰印务有限公司印刷

各地新华书店经销

开本 787×1092　1/16　印张 11.25　字数 260 千字

2025 年 6 月第 1 版　2025 年 6 月第 1 次印刷

书号　ISBN 978 – 7 – 5132 – 9401 – 0

定价　45.00 元

网址　www.cptcm.com

服 务 热 线　010–64405510

购 书 热 线　010–89535836

维 权 打 假　010–64405753

微信服务号　zgzyycbs

微商城网址　https://kdt.im/LIdUGr

官 方 微 博　http://e.weibo.com/cptcm

天猫旗舰店网址　https://zgzyycbs.tmall.com

全国中医药行业高等教育"十四五"创新教材

《护理基础技能综合实训指导与评价》编委会

主　编　江　虹

副 主 编　徐义勇　鲍梦婕

编　委（以姓氏笔画为序）

钟　琴　康林之　谢宜静

编写说明

　　实施护理基础技能实训是提升护理学本科生专业素养、临床思维及实践能力的重要环节。2020年9月17日，国务院办公厅发布了《关于加快医学教育创新发展的指导意见》(国办发〔2020〕34号)，明确提出以新内涵强化医学生培养的基本原则，强调加强救死扶伤的道术、心中有爱的仁术、知识扎实的学术、本领过硬的技术、方法科学的艺术的教育，旨在培养出医德高尚、医术精湛的人民健康守护者。为推进护理人才"五术"培养，需从以下五个方面着手：一是道术，护理人员需具备救死扶伤的使命感；二是仁术，护理人员应心怀大爱，关爱患者，敬畏生命；三是学术，护理人员专业知识需深厚，勇于创新；四是技术，护理人员需掌握过硬的护理技能，技术娴熟；五是艺术，护理工作需融入人文关怀，构建和谐的护患关系。

　　本教材将护理人文修养、基础护理学、健康评估三门专业必修课程的实训内容进行了整合，基于情景模拟和案例分析，将"五术"培养要求融入实训教学与考核之中，为护理学专业学生和临床护理人员提供了重要参考与指导。通过情景模拟和案例分析，引导学生运用评判性思维，做出正确的护理决策，同时培养学生的人文关怀精神和人际沟通技能，为提升其具备临床护理岗位胜任力而奠定坚实的基础。

　　本教材主要面向本科护理学专业学生及临床护理人员，既可以作为院校学生的实训指导教材，也可以作为临床护理人员提升专业实践能力的工具书。具体编写分工如下：第一章由江虹负责；第二章由鲍梦婕、钟琴、谢宜静与江虹共同编写；第三章由康林之、徐义勇编写；第四章则由鲍梦婕、钟琴、谢宜静、江虹、康林之、徐义勇共同参与编写。

　　在教材编写过程中，我们得到了权威专家的支持与指导，对此深表感谢！同时，我们也诚挚邀请各位专家、读者提出宝贵意见，以便再版时修订提高。

《护理基础技能综合实训指导与评价》编委会

2025年3月

目 录

第一章 护理人文修养 ▷▷▷▷

学习护理人文修养旨在巩固护理职业修养与护理职业礼仪规范的基本理论、基本知识和应用技巧；使学生深入理解人文修养、护理礼仪及行为规范的具体要求。在前期理论课程学习的基础上，通过案例导入的教学方式，融合护理人才"五术"的培养要求，使学生能够熟练掌握护理礼仪和人际沟通技能，从而成长为一名充满情感、富有"温度"的护士，为将来胜任护理岗位工作打下坚实的基础。

第一节 护士日常交往礼仪

护士礼仪是指护士在从事护理职业活动时应当遵循的行为规范。这种礼仪体现在护士的日常生活中，通过个体形象、容貌、服饰、言谈举止等多个方面展现出来，且自然地融入其职业行为之中。

一、实训目标及案例导入

1.实训目标

（1）德育目标　要有感情、有"温度"，构建和谐的医患关系。

（2）技能目标　掌握护士日常交往礼仪，如仪容仪表、会面礼仪技能等。

2.案例导入

李同学即将参加某三甲医院于8：30开始的面试。她于6：30起床，经过洗漱后，选择了一条时尚的花色吊带裙穿上，并化了以粉色为主的妆容。准备好面试所需的简历后，她在8：25赶到了医院，在见到护理部的老师时，由于紧张，她只是简单地点了点头，随后进入等候区准备面试。

请思考：在案例中，李同学的面试礼仪是否规范，您有何建议？

二、实训内容

1.目的　掌握日常交往礼仪中的仪容仪表、会面礼仪等要求。

2.准备　心理放松，自信大方，做好妆容、服装等准备。

3.实训内容

（1）仪容仪表　见表1-1。

表1-1　仪容仪表要求

步骤	内容
妆容	妆容应以健康、自然、大方为主，妆后的肤色、眉形及口红颜色都应符合职业要求
发饰	头发：前不遮眉、后不搭肩、侧不掩耳，梳理整齐后盘发于脑后 修饰：佩戴胸卡、护士表，不戴耳环、手链、戒指，不留长指甲，不涂指甲油
着装	帽子：应平整无褶，戴正、戴稳、高低适中，并使用白色发卡将燕尾帽固定好 工作服：尺寸需合适，衣长应过膝，袖长应过腕；穿着时需扣齐所有衣扣，腰带需平整且松紧适度。确保内衣的领边、袖边及裙边不会外露于护士服之外 鞋：应选择平跟或浅坡跟的软底鞋，颜色应为白色或乳白色 袜子：颜色应为肉色或浅色，确保袜口不会外露在裙摆或裤脚之外
微笑礼	根据不同的情境，微笑始终要体现出真诚与自然的特质。①一度微笑：嘴角微微上翘，呈现出自然的笑容，用以表达友好等情绪。②二度微笑：嘴角上扬较为明显，两颊肌肉也相应舒展，传递出亲切等情绪。③三度微笑：嘴角大幅度上扬，两颊肌肉明显向两侧拉开，用以表达喜爱等强烈情绪
注视礼	目光应保持自然、舒适。①注视时间：与对方对视的时间不宜超过10秒。②注视角度：在一般场合下，常用平视；而在为卧床患者进行护理操作时，护士常采用俯视，以表达关爱与呵护。③注视部位：在交谈过程中，适当注视对方的整个面部区域，采用散点柔视的方式较为得体

（2）会面礼仪　具体见表1-2。

表1-2　会面礼仪要求

步骤	内容
称谓礼	称谓，也就是称呼，它是人际交往的起始点。常用的称呼方式包括泛尊称、职衔称呼、行业称呼、专业技术职称称呼及亲属称呼等
介绍礼	应遵循"位尊者优先知情"的原则。介绍顺序：先向年长者介绍年轻者，先向位尊者介绍位低者，先向主人介绍客人，先向患者介绍医生。在进行口头介绍时，应先称呼尊者，再介绍他人；在姿势方面，为他人做介绍时，介绍者通常站在被介绍者的身旁，身体上略略向被介绍者倾斜，伸出靠近被介绍者的一侧手臂，手心向上，拇指与四指略分开，四指自然并拢，指向被介绍者一方，同时眼神随手势投向他，面带微笑；被介绍者在听到他人介绍自己，或自己向他人进行自我介绍时，应以微笑、握手或致意等方式做出回应，并使用"您好""久仰大名""幸会"等礼貌用语，以表达敬意和友好
致意礼	点头致意：也称颔首礼，即面带微笑，目视对方，头部稍稍向下低，以此表示向对方打招呼 挥手致意：适用于向距离较远的熟人打招呼或在与患者告别时使用。具体动作：手臂向前上方伸出，掌心朝向对方，拇指与四指略分开，四指自然并拢，然后轻轻地向左右方向摆动 导引致意：护士通常站在患者的左前方，保持约一臂远的距离，使用左手或右手抬至适当的高度，五指并拢，掌心向上，以肘部为轴心，朝向目标方向伸出手臂。同时，配以恰当的导引语言，语气应柔和

步骤	内容
握手礼	应遵循"尊者决定"的原则：在握手时，应面向对方站立，保持大约1m的最佳距离，表情自然，面带微笑，目光注视对方，腰身保持挺直。如果遇到长者或身份较高的人，上身应略微前倾约15°，以示尊重。握手时力度要适宜，通常持续1～3秒
鞠躬礼	行礼时，应保持身体端正，双手自然下垂。男性应将双手放于身体两侧，女性则可将双手合起放于身前。面向受礼者，保持2～3步的距离，以腰部为轴心，整个身体上部向前倾斜。根据具体场合的不同，行礼时身体上部的前倾角度可为15°～90°
乘梯礼	陪同他人乘坐无人电梯时，应遵循"先进后出"的原则，站在电梯控制键旁边并负责按键，以及控制电梯的运行；陪同他人乘坐有人管理的电梯时，应遵循"后进先出"的原则，以表示对他人的尊敬

（3）言谈礼仪　语言是信息沟通的"桥梁"，是双方思想感情交流的"渠道"。语言作为一种表达方式，在人际交往中非常重要。言谈中使用优雅、文明的语言，体现的是一个人的文化、知识与素养。

4.注意事项

（1）日常交往礼仪对个人仪表仪容、言谈举止、待人接物等方面均有要求，这些细节能真实地反映个人的道德品质、文化素养等，因此在练习时要注重社交礼仪中的细节。

（2）在社交场合中，要努力使自己表现得轻松自然、热情友好。在护理工作中，护士的表情要尽量让患者及其家属感到真诚、友善。

三、案例导入分析

（一）案例思考

对于即将参加的医院面试，护理学专业学生应考虑面试礼仪中的时间管理、妆容、服饰、致意、微笑表情、语言沟通等。

（二）案例分析

李同学在面试礼仪方面的表现存在一定的不规范之处。在时间管理上，她仅提前5分钟到达面试医院，显得时间较为仓促，这容易让她感到紧张。在妆容方面，虽然李同学选择了淡粉色妆容，但若能调整为更加健康、自然的职业淡妆，则会更为合适。在着装方面，她穿着吊带裙显得较为随意，与面试这一正式场合不相符，应穿着更为正式、端庄且大方的服装。此外，当遇到护理部老师时，李同学只是紧张地点头，这一表现不够妥当。她应面带微笑，礼貌地与护理部老师打招呼，并在了解面试相关事项后，向老师表示感谢，随后到指定区域等候面试。

第二节 护士基本工作礼仪

一、实训目标及案例导入

(一)实训教学目标

1.德育目标 传承优秀礼仪文化,遵守礼仪及行为规范。

2.技能目标 掌握护士工作基本礼仪,如站姿、坐姿、走姿、蹲姿等。

(二)护理案例及思考

王同学从高等院校护理学专业毕业后即将进入某三甲医院工作,她6:30起床,洗漱后化妆,是职业淡妆,7:20来到医院,按照护士着装要求穿戴整齐。7:30,王同学推着治疗车准备给患者做晨间护理,在病区走廊上,她偶遇了自己的同事,于是面带微笑,亲切地向同事致意,并互道"早上好"。进入病房后,王同学发现自己负责的患者正在床边活动,而患者的一串钥匙不慎掉落在床尾的地面上。她立刻走向患者,微笑示意,然后蹲下身,细心地拾起钥匙并交给患者。接着,她耐心地询问了患者夜间的睡眠情况及病情的改善状况,并按照护理常规的要求,细心地对患者进行了一系列的晨间护理操作。

请思考:王同学的护士基本工作礼仪是否规范?在本次护理工作中,她有哪些良好的表现?

二、实训内容

1.目的 通过训练,使学生掌握护士工作的基本礼仪。

2.准备 靠背椅、治疗盘、治疗车、病历夹等。

3.实训内容 见表1-3。

表1-3 护士工作基本礼仪表

步骤	内容
仪容仪表	具体见上节内容
站姿	站姿应当展现出稳重与自信的风采。站立时,应保持头部端正,颈部挺直,面带微笑,目光平和,下颌微微内收;双肩放松并向外展开,双臂自然下垂于身体两侧,男性应将双手紧贴于大腿两侧,女性则可以选择将双手紧贴于大腿两侧或两手在小腹前相握;脊柱应尽量保持与地面垂直,挺胸立腰,收腹并使双腿并拢;女性的两脚足跟应合并,足尖则适度分开,夹角约为60°,形成优雅的"V"字形站姿;而男性的双脚则应平行站立,宽度与肩同宽

步骤	内容
坐姿	坐姿应当端庄得体。正确的坐姿要求，保持上体与站立时相似的姿势，随后右脚后移半步，单手或双手轻轻捋平护士服的下摆，然后优雅地坐在椅子的前 1/2 或 2/3 处，避免身体过度倚靠椅背。女性应保持双膝并拢，两足自然踏地并略向内收，双手可以交叉放置于两腿之间或双手握拳交叉放置于腹前；男性则双膝可略微分开，双手分别安放于两膝之上。坐定之后，两眼应平视前方，头部保持端正，上身挺直
行姿	行走时应昂首挺胸，步履轻盈，展现出活力与柔美。正确的行走姿势是在保持良好站姿的基础上，行走时双肩保持平稳，目光直视前方，下颌微微内收，两臂自然地在身体前后摆动（摆动幅度约 30°），步态稳健，步幅均匀，保持直线行走。在抢救患者或处理急诊情况时，可以采用快步行走的方式以提高效率
蹲姿	蹲姿应当文雅且美观，同时要注意遵循节力的原则。例如，在拾捡物品时，应走到物品的后侧方，右脚后退半步后再缓缓蹲下。在蹲下的过程中，脊背应保持挺直，女性应确保两腿靠紧，臀部自然朝下，避免采用弯腰翘臀的不雅姿势；而男性则可以在两腿间留有适当的缝隙。下蹲时，两腿应共同发力支撑身体，以确保稳定，防止摔倒
持物	持物主要包括持治疗盘、记录本和病历夹等。在持治疗盘时，护士应用双手托住治疗盘的两侧，双肘紧贴两腋中线，肘关节呈 90° 屈曲状态，治疗盘距离胸骨柄前方大约 5cm，确保重心稳定在上臂。当持记录本或病历夹时，左手应握住记录本或病历夹侧边缘的上 1/3 或 1/2 处，并将其放于侧胸上部的 1/3 位置，同时右手托住记录本或病历夹的右下角。以上所有动作都要求协调流畅
推治疗车	推治疗车时，需展现出自然优美且平稳安全的姿态。在推治疗车前行时，应双手扶住治疗车左右两侧的扶手，保持肘部自然放松，身体略微向前倾斜，治疗车与身体前侧保持约 30cm 的距离，平稳地向前推进。在进入病房之前，应先停下治疗车，敲门并等待回应后，用手轻轻推开门，再将治疗车推入室内。严禁使用治疗车撞击门
递接物品	递文件时，应将文件的正面对着对方，并双手递送。若使用文件夹，则需确保文件夹的开口部分朝向对方。在递笔或剪刀等尖锐物品时，应将尖头朝向自己，以确保对方的安全。当接受对方递来的物品时，应从座位上站起，双手去接取，并同时点头示意或用言语向对方表达感谢

4.注意事项

（1）进入病房前，护士应先敲门，并遵循"四轻"的原则，即关门轻、操作轻、说话轻、走路轻。

（2）当患者走近时，护士应起身相迎；若患者行动不便，护士需及时提供协助。

（3）在为患者测量血压、心率和脉搏前，护士应先将自己的双手搓热，以体现对患者的人文关怀。

（4）在进行护理操作时，护士应认真细致，注意着力的轻重适宜，操作范围要恰当。

（5）与患者沟通时，护士应避免面无表情、皱眉或表现出不耐烦的情绪。

（6）在工作期间，护士应避免穿着响底鞋等可能产生噪声的鞋子。

护士通过注意以上这些举止，可使患者消除顾虑、减少紧张情绪。

三、案例导入分析

（一）案例思考

在临床护理工作中，护士应当全面考虑并实践包括职业妆容、着装规范、微笑表情、工作交往中的沟通技巧、致意方式、走姿、推治疗车的礼仪、蹲姿及递物等基本工作内容。

（二）案例分析

王同学自高等院校护理学专业毕业后，顺利进入一家三甲医院工作。在工作中，她始终保持着职业淡妆和整洁的着装，展现出了良好的护士仪容仪表。当遇到同事时，王同学总是面带微笑，主动致意并互道"早上好"，这体现了她礼貌的语言沟通和交往礼仪。在拾捡物品、递物，以及关心患者睡眠和病情等方面，王同学都能够将基本工作礼仪与护理工作紧密结合，展现出了专业素养。在职业妆容、着装、表情管理、工作交流、走姿、推治疗车、蹲姿及递物等多个方面，王同学都展现出了出色的护士交往和工作礼仪，值得我们学习和借鉴。

第三节　护士人际沟通礼仪

人际沟通是指人们借助语言或非语言符号系统，进行信息、意见、知识、态度、思想、观念及情感等方面的交流与沟通过程。语言作为一种重要的表达方式，在人际交往中占据着举足轻重的地位。护士在日常工作中使用优雅、文明且通俗易懂的语言，不仅体现了其良好的文化知识修养，更是对患者关怀与尊重的重要体现。

一、实训目标及案例导入

（一）实训教学目标

1.德育目标　尊重患者，具有同理心，致力于建立和谐的护患关系。
2.技能目标　熟练掌握非语言沟通和语言沟通的方法与技巧。

（二）护理案例及思考

案例描述：护士王某接到门诊部通知，即将接待一位即将进行静脉输液治疗的患者李某。患者李某，45岁，职业为教师，因"腹泻3天"入院，医嘱要求给予复方林格氏液500mL进行静脉输液治疗。据王护士了解，患者平时对疼痛较为敏感，对静脉穿刺操作感到紧张。

请思考：若您身处王护士的角色，将如何运用有效的沟通技巧，使患者放松情绪，并积极配合治疗？

二、实训内容

1.目的 培养学生具备关爱和尊重他人的品质，并能恰当地在人际沟通中展现语言与非语言的沟通能力。

2.准备 确保学生的仪表仪容符合护士在人际沟通中的礼仪要求。

3.实训内容

（1）非语言沟通 非语言沟通的形式包括身体的姿态与动作、面部表情与目光交流、人际空间与距离的保持、仪表的整洁及手势的运用等，具体内容见表1-4。

表1-4 非语言沟通要求表

步骤	内容
基本要求	尊重患者，沟通适宜适度，得体端庄，因人而异，注重反馈
身势语	护士通过行走的姿态及肢体的动作来表达情感。在倾听患者说话时，护士会身体前倾，以此展现出对患者的尊重。夜间查房结束后离开病房时，护士会轻轻地掩上房门。一旦听到患者按响的铃声，护士会迅速赶到，这体现了对患者的重视与关怀
界域语	个人空间：在社会生活中，每个人都渴望拥有一个属于自己的"空间"，如医院中的病床和病室的空间。允许患者拥有个人空间，让他们可以自由地在床边放置个人物品，这样做有助于避免或减轻患者的焦虑情绪 人际距离：在不同的场景和沟通关系中，人际距离也会有所不同，如亲密距离通常保持在0.5m以内，而个人社交交往的距离则一般在1.3~3.5m。护士在与患者沟通时，采取适当的人际距离，有助于建立和维护良好的人际关系
体触语	体触是一种通过接触、抚摸等动作来传达情感和信息的交流方式，它能够表达关心、体贴、理解、安慰及支持等多种情感。触摸可以产生关怀、同情、安慰、鼓励和支持的作用，从而达成良好的沟通效果。然而，触摸的效果受到性别、年龄、文化背景及社会因素的影响，可能产生正面或负面的效果，因此在使用时需要格外慎重。例如，对于婴幼儿，可以通过拥抱和抚触来表达关爱；而对于成年患者，护士可以在适当的情况下，如为呕吐的患者轻轻拍背以提供安慰，或为行动不便的患者变换体位或按摩骨突部位的皮肤以促进舒适。在进行触摸的过程中，护士需要密切观察患者的反应，以避免产生误解。如果触摸可能引起误解，护士应使用语言进行补充说明，以确保沟通的准确性和有效性
其他	服饰：护士的着装应当严格符合职业规范与要求 颜色：色彩具有表情达意的特性。例如，红、橙、黄等暖色调能够唤起人们温暖的感觉；而蓝、绿、青、紫等冷色调则给人以宁静平和的感受 气味：不同的气味能够引发人们不同的情绪反应。在使用香水时，应以淡雅的气味为宜，避免过于浓烈而影响他人 时间：护士应尽可能将时间投入到对患者的照护中，对患者的呼叫要及时给予回应，确保患者得到及时的关注与帮助

（2）语言沟通 在护理工作中占据着不可或缺的重要地位。具备良好的语言沟通能力，有助于护士避免陷入沟通误区，进而促进护患关系的和谐融洽。具体的语言沟通要求可参见表1-5。

表1-5　语言沟通要求表

步骤	内容
基本要求	具有礼貌性、规范性、情感性和保护性
日常礼貌用语	称谓：在与师长或身份、地位较高的人交流时，我们常以他们的身份、职位等作为称呼，如"护士长""老师"等 敬语：这是一类表示尊敬和礼貌的词语。当我们请人指导时，可以说"请教"；请人原谅时，可以说"包涵"；麻烦别人时，可以说"打扰"；托人办事时，可以说"拜托" 谦语：这类词语用于表达谦恭和自谦。例如，在别人面前，我们会谦称自己的父亲为"家父" 问候语：这是见面时常用的寒暄语言，如"您好""早上好"或"晚上好" 祝贺语：在重大节日或别人有喜庆之事时，我们会使用这类用语，如"祝您节日快乐" 感谢语：当我们得到他人的帮助时，会表达感谢，常用的感谢语有"非常感谢您的帮助" 道歉语：当我们给别人带来麻烦、不便或失礼时，会表达歉意，常用的道歉语包括"请原谅""对不起""打扰您了""请多包涵" 征询语：当我们征求他人意见时，会使用这类用语，如"我能为您做点什么吗" 推托语：在需要推辞或谢绝时，我们会使用推托语，如"很抱歉，我实在无能为力" 告别语：与人会晤、拜访他人结束或与对方分别时，我们会使用礼貌的告别语，如"占用您这么长时间，真不好意思"或"认识您很高兴，有机会再来拜访"
电话沟通	接电话：①当电话铃声响起时，应及时接听。②接起电话后，应礼貌地说："您好，这里是某单位。"在电话沟通过程中，应确保语音清晰、语气亲切友善、语速平稳。③在接听电话时，可以常用"是的""好的""很好"等短语来回应，以表示自己一直在倾听并同意对方的谈话内容 挂电话：①在挂电话之前，一定要询问对方："您好，请问还有其他事情需要我帮忙吗？"待对方确认没有其他事情后，再礼貌地说："好的，再见。"②如果在接听电话过程中有急事需要处理，应告知对方："对不起，我现在有急事需要处理，请您稍等片刻，我稍后再给您回电话。"当再次与对方通话时，应礼貌地表示歉意，如"非常抱歉，让您久等了"
沟通常用语言	指导性语言：护士在日常工作中，针对患者的健康教育和治疗护理所采用的语言形式。例如，在糖尿病患者出院时，护士会给予指导性建议"请您注意监测血糖水平，遵循低糖饮食原则，适当进行运动，并定期到医院进行复查" 阐释性语言：当患者提出疑问并需要解答时，护士所采用的一种解释性语言表达方式。对于新入院的患者，他们往往渴望了解与疾病相关的信息，因此会向护士提出各种问题。此时，护士应耐心倾听，并基于患者的疑问给予恰当且详细的解释，以促进患者积极配合治疗 劝说性语言：当患者的某些行为可能对疾病康复或护理安全构成不利影响时，护士所采用的一种劝告性语言表达方式。通过劝说，护士旨在引导患者改变不良行为，以促进疾病的康复 鼓励性语言：护士在帮助患者增强信心时所采用的一种积极、正面的语言表达方式。例如，在临床护理过程中，当术后患者能够下床走路时，护士会给予鼓励："您这几天的精神状态明显好转，真为您感到高兴！"这样的鼓励性语言，有助于患者树立战胜疾病的信心

4.注意事项

（1）在沟通过程中，护士应当遵循语言沟通和非语言沟通的礼仪要求。进行语言交流时，应多使用礼貌用语，如"您好""谢谢""请""对不起""打扰了"等。

（2）护士必须尊重患者，巧妙地运用安抚性的语言。在交流过程中，应时刻关注并了解患者的病情。

（3）在交谈时，有一些禁忌需要避免，包括谈论个人隐私、使用命令语气、提及令人反感的内容、涉及患者敏感的话题，以及非议他人等。

三、案例导入分析

（一）案例思考

在实施静脉输液等护理措施的过程中，护士应当对操作过程进行深入分析和判断，并考虑巧妙地运用语言沟通与非语言沟通技巧，以缓解患者的紧张与恐惧情绪，充分展现人文关怀。

（二）案例分析

案例中的李某是一位对疼痛极为敏感的腹泻患者，在即将接受静脉输液穿刺前显得尤为紧张。此时，护士应当给予李某语言上的鼓励，并详细解释静脉输液治疗的目的和意义，使李某能够充分了解并接受这一治疗方式。

在穿刺操作前，护士应敏锐地观察患者因害怕疼痛而表现出的紧张表情和肢体僵硬状态。为了缓解患者的紧张情绪，护士可以采用非语言沟通的方式，如轻轻拍打患者的后背或温柔地握住患者的双手，以传递安慰与放松的信号。

在操作过程中，护士注意动作应轻柔，以亲切平和的语言转移李某的注意力等，从而缓解其紧张害怕的心理，顺利地配合完成治疗操作。

第二章 基础护理学 ▷▷▷▷

"基础护理学"课程的实训是连接理论学习与临床实践的桥梁。它不仅要求学生扎实掌握知识，还致力于培养学生的敏锐观察力，提升其分析问题和解决问题的能力，以及激发其创新能力和评判性思维能力，从而为进入临床护理工作奠定坚实的基础。通过实训教学，学生将能够独立、规范地完成各项护理操作。此外，学生还应具备高度的责任心、同情心、爱心，展现出良好的团队合作精神、较强的沟通能力和和谐的人际关系。

第一节　铺备用床

床单位是医院为患者提供的家具和设备，包括病床、桌椅、呼叫装置、照明灯等设施。其中，病床作为核心设施，承载着卧床患者的大部分日常活动，如休息、用餐、接受诊疗及护理等。因此，保持病床的整洁与舒适至关重要。铺床时，需遵循舒适、平整、安全、实用的基本要求。

一、实训目标及案例导入

（一）实训教学目标

1.德育目标　具备对患者的关爱之心、热情的服务态度、认真细致的敬业精神。

2.技能目标　掌握铺备用床的基本要求和基本原则。

（二）护理案例及思考

张某，男性，60岁，一周前因咳嗽、咳痰、发热，门诊拟"肺部感染"收入医院。请思考：病区主管护士应该准备哪种床单位，如何做好入院接待的相关工作？

二、实训内容

1.目的　保持病房整洁、舒适，准备迎接新患者。

2.准备

（1）环境准备　病房整洁、舒适。

（2）护士准备　着装整齐，洗手，戴口罩。

（3）用物准备　护理车、床、床垫、床褥、棉胎或毛毯、枕芯、大单或床褥罩、被套、枕套。

3.实训内容　见表2-1。

表 2-1　铺备用床法

步骤	内容
评估	评估病房环境，准备铺床工作
核对解释	将所需物品备齐，带至病床旁，仔细核对新入院患者的床号，并在必要时向同病室的患者解释铺床操作的目的
备物检查	检查床及床垫是否完好无损，调整床的高度至适宜位置，并确保床脚稳固固定
移开桌椅	将床旁桌移至距离床头约20cm的位置，将椅子放置在床尾旁边，推车则放置在距离床尾约50cm的地方
翻转床垫	在铺床过程中，可以采用纵翻法或横翻法翻转床垫，使其上端紧靠床头。随后，铺设床褥，并确保床褥与床头平齐
铺大单	展开大单步骤：首先，将大单放置在床的正中央，确保大单的纵中线与床的中线对齐。接着，先展开床头部分，再展开床尾部分，且大单的正面向上 铺床头角方法：操作者面向床角站立，两脚分开，采用弓步姿势，同时保持上身直立。此时，右手将靠近操作者一侧的床头床垫轻轻托起，左手则伸过床头中线，将大单包裹并塞入床垫之下。接着，在距离床头约30cm的位置，向上提起大单的边缘，使其与床边形成垂直状态，从而构成一个等边三角形。以床沿为界限，将三角形的上半部分放置在床上，下半部分则平整地塞入床垫下方。之后，将上半部分的三角形翻下并塞入床垫下，以此形成一个整洁的斜角 铺床尾角步骤：左手托住床垫，右手握住大单，按照铺床头角的方法，将靠近操作者一侧的床尾角铺好 铺床中部操作：双手紧握中部的大单并将其拉紧，确保双手掌心向上，然后将大单平整地塞入床垫下方 铺对侧大单：操作者绕到床的对侧，按照之前的方法，将对侧的大单铺好
铺被套	展开被套步骤：将被套正面向上平铺于床上，确保平整无皱褶 套入棉胎方法：首先，将被套开口端的上层部分翻起，大约占整个开口的1/3。接着，将事先折好的"S"形棉胎放置于被套开口处，确保棉胎的底边与被套的开口边缘平齐且紧密贴合。然后，将棉胎的上缘中点拉至被套的封口处，随后向两边轻轻打开棉胎，使其与被套内部完全平齐。接下来，从床头至床尾逐层展开棉胎，确保棉胎的两侧边缘与被套两侧平齐。当棉胎完全展开至床尾时，将其在中间位置逐层拉平，以确保棉胎分布均匀。最后，系好被套上的系带，以固定棉胎 整理盖被：将盖被的两侧边缘向内折叠，使其与床沿平齐。同时，将盖被的尾端向内折叠，使其与床尾平齐或根据需要塞入床垫下方，以保持床铺的整洁与美观
套枕套	站床尾处，将枕套套于枕芯外，平放于床头处
整理	移回桌椅，整理用物，洗手，摘下口罩

4.注意事项

动作要轻柔，以免灰尘飞扬。

三、人际沟通要点

1.护士与患者关系   新入院患者因环境陌生会感到焦虑，护士应及时给予关怀和帮助。

2.护士与患者家属关系   对新入院患者的家属做好相关工作的解释，取得家属理解和配合。

四、案例导入分析

（一）案例思考

对于即将接待的"肺部感染"新入院患者，护士在准备床单位时，需综合考虑患者的病情、操作环境、操作方法及相关的注意事项。

（二）案例分析

1.环境判断   病房应保持整洁且通风良好。护士应避免在患者进行治疗或进餐时进行铺床操作，以免干扰患者或造成不便。

2.病情分析   鉴于该患者为普通肺部感染，对病房和床单位无需采取特殊隔离措施。因此，护士应将床单位铺成备用状态，确保病室整洁有序，以便迎接新患者的到来。

3.人文关怀   新入院的患者因身体不适，往往希望尽快安顿下来。护士应给予患者安抚，并安排其在护士站附近坐着等候。同时，针对患者对床单位的具体需求，护士应尽可能尊重并满足患者的生活习惯和个性化要求，以体现人文关怀。

4.其他措施   除了准备床单位外，护士还应为患者做好生命体征测量等入院评估工作。此外，还应进行入院宣教，向患者介绍医院的工作制度、诊治和护理流程、时间安排等，帮助患者尽快适应医院环境，积极配合医护人员的治疗工作。

第二节　铺麻醉床

术后患者可能会有呕吐物、分泌物和引流物等情况，因此，护士需要为这类患者精心准备合适的床单位。

一、实训目标及案例引入

（一）实训教学目标

1.德育目标   培养护士具备对患者的深切关爱之心、热情周到的服务态度及认真细致的敬业精神。

2.技能目标 熟练掌握铺麻醉床的基本要求和原则，同时能够根据患者的病情进行准确评估，并准备好相应的急救用物。

（二）护理案例及分析

案例描述：王某，女性，50岁，上午刚接受了"胆囊切除术"，目前生命体征平稳，即将从手术室返回病房。

请思考：面对即将返回的王某，护士应该如何为其准备床单位？

二、实训内容

1.目的 接收并护理麻醉手术后的患者；确保患者感到舒适与安全，预防并发症的发生；防止床单位被血液、呕吐物等污染，便于及时更换与清洁。

2.准备

（1）患者准备 评估患者术后的病情状况，准备术后所需的抢救物品及治疗物品。

（2）环境准备 病室清洁。

（3）护士准备 着装整齐，洗手，戴手套、口罩。

（4）用物准备

1）床上用物：①治疗车上层，大单、医用护理垫、被套、枕套。②治疗车下层，医疗垃圾桶、生活垃圾桶。

2）麻醉护理盘：①治疗盘内，开口器、舌钳、通气导管、牙垫、治疗碗、输氧管、吸痰管、压舌板、平镊、棉签、纱布。②治疗盘外，手电筒、心电监护仪、血压计、听诊器、治疗巾、弯盘、胶布、护理记录单、笔。

3）其他：必要时备好吸痰装置、吸氧装置、胃肠减压器、热水袋等。

3.实训内容 见表2-2。

表2-2 铺麻醉床法

步骤	内容
评估	评估患者病情、手术麻醉方式
核对解释	备齐用物至床旁，核对患者床号、姓名、腕带和住院号，向患者家属解释操作目的、操作方法、注意事项和配合要点
移床旁桌椅	移开床旁桌椅，拆下原有的大单、被套、枕套
洗手	用速干手消毒剂清洗双手，将用物按使用顺序放于床尾椅上
铺大单	铺近侧单：按铺备用床法步骤铺好近侧大单

步骤	内容
铺医用护理垫	在床中铺一个医用护理垫，余下部分塞于床垫下；在床头铺一个医用护理垫，余下部分塞于床垫下；转至对侧，同法依次铺好大单
铺被套	方法同前文所述
套枕套	方法同前文所述
整理	方法同前文所述

4.注意事项　同前文所述。

三、人际沟通要点

1.人文关怀沟通　护士需与患者及其家属构建和谐的护患关系，主动询问并尽可能满足他们的合理需求，以缓解他们的紧张与焦虑情绪。对于术后的患者，护士还应适时调整室温或为其加盖被子以维持适宜体温，必要时提供热水袋以加强保暖措施。

2.健康教育沟通　护士需耐心细致地向患者或其家属阐述术后的各项注意事项，并强调一旦患者出现任何不适或异常情况，应立即呼叫护士寻求帮助。同时，护士应严密观察并记录患者的病情变化，注重患者的安全防护工作，如需使用保护性约束等防护工具时，应及时向家属进行解释和说明。

四、案例导入分析

（一）案例思考

对于术后返回病房的患者，护士在准备床单位时，应综合考虑患者的病情、床单位的具体要求、操作方法及相关注意事项。

（二）案例分析

1.环境判断　评估患者术后返回病房的搬移空间，整理床头柜，为放置监护仪、麻醉盘及护理垫等做好准备。

2.病情分析　护士应考虑患者行胆囊切除术后可能意识未完全清醒，且身上带有各种管道（静脉输液管、导尿管、引流管等）。在铺麻醉床时，使用护理垫以保持床单位的清洁，并提前为患者术后各种管道的固定位置及方法做好准备。针对患者可能未完全清醒的情况，应使用床栏以保护患者安全。术后患者需严密监测病情变化，做好心电监护及抢救物品的准备。

3.人文关怀　床单应平整无皱褶，以确保患者的舒适度。护士应密切观察患者的伤口及疼痛反应，及时给予关心和安慰。采取舒适体位以减轻患者疼痛，消除其术后焦虑心情和生理上的不适。

4.其他措施 护士应针对术后患者实施相关的治疗、病情观察及护理。监测患者的生命体征、伤口敷料情况。观察术后排便排气情况。保持各种管道的通畅。实施疼痛护理，预防并发症的发生。

第三节　卧床患者更换床单法

因疾病或治疗的原因，患者需长期卧床。为保持床单位清洁、平整，加强患者舒适感，预防患者压力性损伤等并发症，护士应定期为其更换被单，或根据患者被单的污染情况及时更换。

一、实训目标及案例导入

（一）实训教学目标

1.德育目标 对患者有关爱之心，有良好的护患沟通技能、认真细致的敬业精神。

2.技能目标 掌握为卧床患者更换床单法的目的、方法；细致观察患者病情，预防长期卧床发生的并发症。

（二）护理案例及思考

王某，女性，70岁，因"急性心肌梗死"收入医院，现患者病情稳定，卧床3天仍无法下床活动。

请思考：护士如何为患者更换床单并保证床单位的整洁？在操作过程中应注意哪些事项？

二、实训内容

1.目的 保持病床的整洁、平整、干燥，加强患者的舒适感；观察患者病情，协助其更换体位，预防压力性损伤等并发症；保持病室的整洁。

2.准备

（1）环境准备 病房应保持整洁，确保病室内没有患者正在进行治疗或进餐。根据实际情况酌情关闭门窗，并根据季节变化调节室温，为患者提供一个舒适的环境。如有需要，可使用屏风遮挡患者，以保护其隐私。

（2）护士准备 着装整齐，洗手，戴手套、口罩。

（3）用物准备 ①治疗车上层：大单、医用护理垫、被套、枕套等。②治疗车下层：医疗垃圾桶、生活垃圾桶。

3.实训内容 见表2-3。

表 2-3　卧床患者更换床单法

步骤	内容
评估	评估患者的病情、肢体活动情况、配合能力及是否需要排便等,同时评估环境是否适宜进行操作
核对解释	携带所需用物至床旁,核对患者的姓名、床号、腕带和住院号。向患者和家属详细解释操作的目的、方法、注意事项及配合要点
物品、管道安置	移开床旁的桌椅,将用物按照使用顺序放置在床尾椅上。如病情允许,将床头摇平,移开床尾支架。根据患者的情况,妥善放置各种引流管及输液管道
移患者至对侧	协助患者翻身侧卧,必要时加床挡以确保安全
清扫近侧床褥	从床头至床尾,从床中线到床外缘,仔细清扫床褥
铺近侧清洁大单和医用护理垫	铺近侧大单:将清洁大单的中线与床中线对齐,展开近侧一半,远侧一半卷好塞入患者身下。依次拉紧床尾、床中的大单,铺好 铺医用护理垫:将近侧部分下拉至床沿,对侧半边内折后卷至床中线处,塞于患者身下。将近半侧医用护理垫拉平,边缘塞于床垫下
移患者至近侧	将枕头移向近侧,协助患者转身侧卧于铺好的清洁一侧,背朝护士
撤污单、清扫对侧床褥	护士移至床对侧,将医用护理垫及大单上卷至中线处,取出放入护理车的污衣袋内
铺对侧大单和中单	依次将大单和医用护理垫铺好,将枕头移回原位,协助患者平卧
换被套	从污被套内将棉胎取出,装入清洁被套内。撤出污被套,放入护理车的污衣袋内。将棉胎展平,系好被套尾部的系带,折好被筒,将床尾余下的部分塞于床垫下
换枕套	更换枕套,轻轻拍松枕头,置于患者头下。污染枕套放入护理车污衣袋内
安置患者	协助患者采取舒适体位,密切关注患者的病情变化和管道通畅情况
整理	移回床旁的桌椅,必要时开窗通风。推治疗车离开病室并放于指定位置,然后洗手

4. 注意事项

(1)操作时动作要轻柔,必要时应使用床挡以防止患者坠床。同时,要避免过多暴露患者隐私,并做好保暖措施。

(2)如果患者身上带有管道,操作时应确保各种管道保持完好、通畅。

(3)密切观察患者的病情变化,一旦出现异常情况,应立即停止操作并采取相应的处理措施。

三、人际沟通要点

1.护士应采用通俗易懂的语言与患者进行交流，在操作过程中充分尊重患者的生活习惯，以取得患者的积极配合。

2.护士应明确告知患者长期卧床可能引发的并发症，并强调定期更换床单的必要性，以增强患者的自我护理意识。

四、案例导入分析

（一）案例思考

在对长期卧床的老年患者实施床单位更换时，护士需综合考虑患者的病情、心理状态、配合程度，以及操作方法和相关注意事项。

（二）案例分析

1.环境判断 护士应对病房环境和床单位的整洁情况进行全面评估，确保有足够的操作空间进行床单更换。

2.病情分析 王某为70岁"急性心肌梗死"需绝对卧床休息患者，护士需考虑操作可能给患者带来的身体负担和心理影响，具备病情观察和护理安全意识。更换床单位时，护士应密切关注患者面色和病情反应，使用床边护栏确保患者安全。检查患者身上管道情况，确保管道完好、通畅，避免污染和滑脱。协助患者翻身时，注意观察骨突部位皮肤，预防压力性损伤。

3.人文关怀 鉴于患者年龄大且病情严重，护士在翻身时应动作轻缓，避免给患者带来不适。更换床单被套时，动作幅度应小，防止扬尘，避免遮盖患者口鼻。通过细致观察和语言沟通，关注患者的感受和病情变化。放置物品时，征求患者意见，尊重其生活习惯和要求。

4.其他措施 更换床单后，继续观察患者病情和生命体征。遵医嘱给予患者必要的药物治疗。

第四节　平车运送法

患者若因病情所限无法自行活动，在入院、住院期间的各项检查、治疗、手术、转运或外出活动时，均需借助专用工具进行运送。其中，平车作为一种方便、安全且有效的运送方式，常被用于此类患者的转运。

一、实训目标及案例导入

（一）实训教学目标

1.德育目标 培养爱护患者的观念，尊重和保护患者的职业精神；操作严谨、科学规范，具备护理安全意识。

2.技能目标 根据患者的病情，正确、熟练地运用平车运送患者。

（二）护理案例及思考

李某，男性，70岁，因"肺部感染"住院。患者生命体征平稳，但体力较差，不能下床活动。

请思考：现患者前往CT室进行胸部检查，护士应该如何安全、稳妥地运送患者？

二、实训内容

1.目的 运送不能起床活动的患者入院，协助患者做各种特殊检查、治疗、手术或转运等。

2.准备

（1）环境准备 环境宽敞，便于操作。

（2）用物准备 平车、床单、盖被、枕头，按需准备褥垫、中单。

（3）患者准备 评估患者的病情、活动能力、配合程度；是否需要排空二便；向患者和家属解释操作的目的和过程，取得配合。

（4）护士准备 着装整齐，洗手，酌情戴口罩。

3.实训内容 见表2-4。

表2-4 平车运送法

步骤	内容
评估 ↓	评估患者的病情和配合程度，并指导其先排空二便。同时，对运送路程的环境进行评估，确保安全无障碍
检查平车 ↓	检查平车性能，并按需要铺好平车
核对解释 ↓	备齐所需物品后，至病床旁核对患者的床号、姓名、腕带信息，确保无误。向患者和家属详细解释操作的目的和过程，以取得他们的配合
安置床单位与导管 ↓	移开床旁的桌椅，松开患者的盖被，协助其适当穿衣。将毛毯或棉被平铺于平车上，确保患者躺卧舒适。同时，妥当安置患者的各种导管和输液装置，防止脱落、受压或液体逆流

续 表

步骤	内容
搬运患者	▲挪动法 适用：病情许可、可在床上活动的患者 方法：将平车与床平行紧靠，头端靠床头并制动。协助患者按上半身、臀部、下肢的顺序向平车移动，反之亦然。确保患者躺卧舒适后，盖好盖被 ▲单人搬运法 适用：上肢活动自如、体重较轻的患者或儿童 方法：将平车推至床尾，使大轮端靠近床尾，平车与床形成一钝角，并制动闸；护士站立于床边，两脚前后分开，稍屈膝；一只手从患者近侧腋下穿过，抱住对侧肩外侧，另一只手抱住患者的大腿；嘱患者双手交叉于护士颈后，身体向护士方向倾斜；护士移步转身，使患者舒适地平卧于平车中央 ▲两人搬运法 适用：不能活动、病情轻而体重较重的患者 方法：首先，按照单人搬运法的要求安置好平车。然后，指导患者双手交叉放于胸前，并将其移至床边。接下来，两名护士以单人搬运法的姿势站在床旁的同一侧。其中，一名护士一只手托住患者的头、颈、肩部，另一只手托住患者的腰部；另一名护士则一只手托住患者的臀部，另一只手托住其腘窝处。最后，由一名护士发出指令，两名护士同时用力，将患者平稳抬起并放置于平车中央 ▲三人搬运法 适用：病情较轻、不能活动、体重超重的患者 方法：同样，先按照单人搬运法的要求安置好平车。然后，指导患者双手交叉放于胸前，并将其移至床边。接下来，三名护士以单人搬运法的姿势站在床旁的同一侧。具体分工：一名护士一只手托住患者的头、颈、肩部，另一只手托住背部；第二名护士一只手托住患者的腰部，另一只手托住臀部；第三名护士则一只手托住患者的膝部，另一只手托住踝部。最后，由一名护士发出指令，三名护士同时用力，将患者平稳抬起并放置于平车中央 ▲四人搬运法 适用：颈椎、腰椎骨折患者或病情危重的患者 方法：首先，按照挪动法的要求安置好平车。然后，在患者的腰部、臀部下方铺好中单，并指导患者双手交叉于胸前。接下来，四名护士分别站位：两人站在床头和床尾，其中站在床头的护士负责托住患者的头、颈、肩部，保持头部中立位；站在床尾的护士则负责托住患者的双腿。另外两名护士分别站在病床和平车的一侧，紧抓中单的四角。最后，由一名护士喊口号，四名护士同时用力，将患者平稳抬起并放置于平车中央 ▲"过床器"法 适用：不能自行活动的患者 方法：首先，按照挪动法的要求安置好平车。然后，两名护士分别站在病床和平车的两侧。其中，病床侧的护士协助患者面向自己翻身约30°；平车侧的护士则迅速将"过床器"平放于患者身下的 1/3 或 1/4 处，并将患者放平。接下来，病床侧的护士扶住患者的肩部和臀部，向上轻推约45°；平车侧的护士则拉住"过床器"的拉带，向外拉移患者，使其平稳移至平车上。最后，协助患者舒适地卧于平车中央

步骤	内容
安置患者	为患者盖好盖被，确保被褥边缘部分向内折叠。随后，拉好平车两边的护栏，为患者提供稳固的支撑，防止其在运送过程中滑落或受伤。在搬运过程中，如果患者需要吸氧，应立即给氧，并确保氧气供应稳定。同时，要妥善放置静脉输液装置，避免管道扭曲、受压或脱落，确保输液的顺利进行
整理床单位	当患者被安全送达目的地后，需将其原床铺整理为暂空床。这包括撤去床上原有的污物，如被褥、枕头等，并更换为干净的床品，以备其他患者使用或该患者返回时使用
运送患者	在护送患者至目的地的途中，应适时松开平车的制动闸，以便平稳前行。但需注意，在启动、停止或转弯时，要及时制动，确保患者的安全。到达目的地后，再次制动平车，确保患者稳固后再进行下一步操作

4.注意事项

（1）使用平车运送患者时，车速应保持缓慢；患者的头部应卧于平车大轮的一端，护士应站在患者头侧，以便随时观察其病情；在上下坡时，应确保患者的头部处于高位；进出门时，护士应先开门，不可用平车直接撞门。

（2）运送正在输液、吸氧或带有引流管的患者时，应保持各种管道通畅无阻。

（3）对于颅脑损伤、颌面外伤或昏迷的患者，应将患者的头偏向一侧，以防止误吸；对于颈椎损伤或疑似损伤的患者，可在患者头颈两侧放置沙袋进行固定，保持头颈处于中立位；对于骨折患者，需在骨折部位垫上木板进行固定。

三、人际沟通要点

1.运送前，耐心向患者解释平车运送的必要性，以取得患者的配合。运送途中，应询问患者的感受，如有不适需及时反馈，并尽可能满足患者的合理要求，尊重患者的意愿。

2.向患者家属做好解释工作，如有需要，请家属协助配合。

四、案例导入分析

（一）案例思考

对于即将运出病区并前往检查科室的老年患者，护士需综合考虑患者的病情、配合程度、运送方式、运送工具、运送路线、运送方法及注意事项等多个方面。

（二）案例分析

1.环境判断　护士应对运送路线的环境进行安全判断。例如，若患者需要从病室前往CT室进行胸部检查，平车运送前需提前考虑运送途中的环境因素，如是否需乘坐电梯、是否存在坡度等。

2.病情分析 患者70岁，年龄较大，活动力较差，需外出检查。护士应考虑使用平车运送较为省力且安全。患者因肺部感染，可能需持续吸氧，运送前护士应准备好氧气包，以供运送途中使用。同时，护士还应检查患者身上是否有其他导管，并妥善安置，以避免受压或脱落。由于平车震动可能引发患者咳嗽，护士应提前准备好排痰容器、卫生纸等物品。此外，考虑运送患者前往CT室检查时间较长，应提前让患者排空二便，为检查做好准备。

3.人文关怀 在平车运送过程中，由于患者年龄较大，易产生紧张心理。护士需密切观察患者的情绪变化，及时给予语言安抚；平车运送速度应适中，运送过程中，护士应关注并询问患者的感受。搬运患者时，动作应轻稳、准确，确保患者安全、舒适，并注意保暖。

4.其他护理措施 检查结束后，当患者返回病房时，护士需采取以下护理措施：首先，协助患者平稳地回到病床，并帮助其调整至一个舒适的体位，以确保患者的身心放松。接着，护士应密切关注患者的病情变化，包括生命体征的监测和症状的观察，以便及时发现并处理任何异常情况。此外，为确保患者持续获得充足的氧气供应，护士需及时更换吸氧装置，检查并确保其运行正常。同时，根据医生的医嘱，护士还需为患者提供静脉输液等必要的护理措施，以促进患者的康复进程。

第五节　无菌技术

无菌技术操作是一种在执行医疗护理过程中至关重要的技术和管理方法，其核心目的是防止任何微生物侵入患者机体，并确保无菌物品及无菌区域不被污染。无菌技术操作包括使用无菌持物钳（或镊）、无菌容器、无菌包、无菌盘、无菌溶液及无菌手套。

一、实训目标及案例导入

（一）实训教学目标

1.德育目标 具备严谨细致的工作作风，树立良好的无菌观念，秉持慎独的职业精神。

2.技能目标 熟练掌握无菌操作的方法，正确使用无菌用物。

（二）护理案例及思考

李某，男性，60岁，患2型糖尿病已10年。护士检查发现其足跟部有一处4cm×5cm的溃疡，溃疡深达皮下组织，有坏死组织形成且渗液较多。医嘱要求进行创口换药。

请思考：护士应如何准备换药用物？

二、实训内容

1.目的 掌握无菌技术的操作方法，熟悉无菌技术所需用物的准备。

2.准备

（1）环境准备 确保光线适宜，清洁车或清洁台保持整洁、宽敞。无菌操作前30分钟进行通风，停止地面清扫，减少人员走动。

（2）用物准备 ①治疗车上层：根据患者伤口情况准备治疗盘、无菌持物钳包（内含无菌持物钳桶和持物钳/镊子）、无菌治疗巾包（内含2块无菌治疗巾）、无菌贮槽（内放治疗碗、弯盘、镊子）或无菌治疗碗包、无菌罐（内装纱布、棉球）、无菌溶液、无菌手套、无菌棉签、消毒液、启瓶器、清洁小毛巾、记录纸和笔。②治疗车下层：医疗垃圾桶、生活垃圾桶。

（3）护士准备 衣帽整洁，仪表端庄，剪短指甲，取下手表，洗手，戴口罩。

3.实训内容 见表2-5。

表2-5 无菌技术操作

步骤	内容
评估	操作环境评估：环境整洁，操作台清洁，符合无菌操作要求
	无菌物品评估：无菌物品放置合理，物品齐全、清洁干燥、无破损
	检查无菌包或容器名称、灭菌日期、失效期、灭菌指示标识，检查无菌包有无破损和潮湿
用物准备	根据患者伤口情况备齐换药所需无菌物品并放置于操作台旁
取无菌持物钳	检查无菌持物钳包，打开持物钳包，检查灭菌指示卡，将无菌持物钳容器置于操作台面上，贴标注明打开时间，干燥保存，使用时效为4小时
取无菌治疗巾	打开无菌治疗巾包：按无菌操作步骤逐层打开，用无菌持物钳夹取无菌包内治疗巾放于治疗盘；注意操作过程中不可跨越无菌区
	包扎无菌包：对于包内剩余的治疗巾，按原折痕折叠包好，用一字带进行包扎，并贴上标签注明开包时间，使用时效为24小时。在此过程中，特别注意手不可触及包布内面
	铺无菌治疗巾：铺无菌治疗巾时，双手捏住治疗巾一边外面的两角，轻轻抖开，然后双折铺于治疗盘上，将上层呈扇形折至对侧，内面向上，开口向外。同样，注意手不可触及无菌巾内面
取无菌物品	检查无菌贮槽名称、灭菌日期、失效期、灭菌标识，打开盖，用无菌持物钳从无菌贮槽中取无菌治疗碗、镊子放入无菌盘中。或检查并打开无菌治疗碗包布，取出治疗碗内灭菌指示卡，将治疗碗、镊子置于无菌盘中
	打开无菌罐，用持物钳取出无菌纱布或无菌棉球数个，盖好无菌罐盖，将无菌纱布或棉球置于无菌盘中治疗碗内，贴标注明无菌罐开启日期时间，使用时效为24小时

续 表

步骤	内容
取无菌溶液，铺无菌盘	无菌溶液：采用"一看、二拧、三摇"的方法检查无菌溶液，然后开启铝盖，对瓶塞进行消毒。接着，从无菌罐中取出一块纱布覆盖在瓶塞上，左手持无菌纱布包住瓶颈并将其拔出。右手掌心握住无菌溶液的标签处，旋转冲洗瓶口于弯盘中，最后将液体倒入无菌盘内的治疗碗中，并盖好瓶塞 铺无菌盘：两手分别捏住上层治疗巾的两个外角，轻轻拉平其扇形折叠部分，确保它完整地覆盖在无菌物品之上。随后，调整上、下层边缘，使其对齐。接着，将开口处向上连续翻折两次，以确保密封性，同时，将两侧边向下各自翻折一次，以保持盘面的平整。最后，贴上标签，明确标注铺盘的时间，并注明其使用时效为 4 小时 标记无菌溶液：消毒无菌溶液瓶塞及瓶口，以无菌纱布覆盖包扎，贴标注明开瓶日期及时间，使用时效为 24 小时 开无菌盘：首先，依次展平无菌盘两侧的向下翻折边，确保边缘平整无皱褶。接着，将之前翻折过两次的上、下层也展平，以保持整个无菌盘的平整性。最后，用手捏住上层治疗巾两个外角的边缘，轻轻向上反折一次。这样做可以巧妙地露出无菌内面的边缘部分，便于后续操作
戴无菌手套	首先，检查手套的号码、灭菌日期、失效期，以及包装是否完整、干燥。然后，将无菌手套包装平放于清洁、干燥的桌面上，两手同时掀开手套袋开口处。用一手的拇指和食指同时捏住两只手套的反折部分（手套内面），小心取出手套。接着，将两只手套掌心相对，五指对齐。先戴上一只手套，再用已戴好手套的手指插入另一只手套的反折内面，同法戴好另一只手套。同时，将后一只戴好的手套的翻边扣套在工作服衣袖外面，同法扣套好另一只手套。注意，未戴手套的手不能触及手套外面，已戴手套的手不能触及未戴手套的手和另一只手套的内面
脱无菌手套	换药操作结束后，开始脱无菌手套。首先，用戴着手套的手捏住另一只手套的腕部外面，轻轻翻转并脱下。然后，将脱下手套的手伸入另一只手套内，捏住手套的内面边缘，将手套向下翻转并脱下。在整个过程中，要注意勿使手套的外面（即污染面）接触到皮肤，并且不可强行拉扯手套
整理	整理完毕后，将所使用的物品放入专用的黄色感染性垃圾袋内，按照医疗废物的相关规定进行处理，以确保环境安全和卫生。最后，进行双手的清洁工作

4.注意事项

（1）在操作过程中，必须严格遵守无菌操作原则及查对制度。换药前，需确保所有用物准备齐全，并清晰区分物品的无菌区与非无菌区，以防止交叉感染。

（2）为确保无菌物品的使用安全，需准确记录无菌包、无菌盘、无菌容器和无菌溶液的使用时间，以便及时更换或处理过期物品。

（3）在操作过程中，戴手套和脱手套时需特别注意避免污染，不应强行拉扯手套边缘。一旦发现手套有破洞或损坏，应立即更换新的手套。同时，无菌持物钳仅用于夹取已灭菌的物品，严禁夹取未灭菌的物品或油纱布。无菌巾的放置位置需恰当，放入无菌物品后，需确保上、下两层边缘整齐，以保持无菌区的完整性。在无菌区内，物品应放置有序，便于取用，且手臂不可跨越无菌区，以防止无菌区受到污染。

三、人际沟通要点

1.案例中患者为老年人，在操作前，应向患者详细解释操作的目的、操作方法、注意事项及配合要点，让患者充分明白足部伤口护理的重要性，并安抚其焦虑的情绪。

2.在操作过程中，要关心患者的感受，保持耐心细致，动作要轻柔。操作完成后，要做好糖尿病的健康教育工作，特别是关于下肢皮肤的护理知识。

四、案例导入分析

（一）案例思考

针对需要换药操作的患者，护士在准备相关用物时，应综合考虑患者的病情、伤口情况、操作环境、无菌技术操作原则、操作方法及注意事项等。

1.考查学生在具体情境中应用无菌技术的能力。

2.考查学生进行伤口换药时遵循无菌操作原则、掌握操作方法及注意事项的情况。

3.考查学生在案例中体现出的爱护患者观念和尊重患者的意识。

（二）案例分析

1.环境判断　在进行换药操作前，护士需确保操作台和换药病室的环境满足要求，即半小时内无打扫活动，保持无扬尘、干净整洁、宽敞明亮的状态，以提供一个适合操作的环境。

2.病情分析　鉴于患者患有10年糖尿病，其下肢伤口愈合较为困难，护士在执行伤口换药和护理措施时，必须严格遵守无菌操作原则，以防止患者病情加重或发生感染。无菌纱布的选择应确保其大小大于创面，除使用无菌生理盐水清洁伤口外，还需根据医嘱准备相应的伤口敷药。护士需准备无菌包、治疗盘、纱布、碘伏、手套、治疗碗、棉签等必要物品，并在整个操作过程中始终具有保持患者安全和无菌原则的意识。在端治疗碗为患者换药时，护士需调整患者至舒适体位，仔细观察局部伤口，以准确判断伤口愈合情况。换药结束后，护士需科学处理感染性废物，确保环境安全。

3.人文关怀　考虑患者长期患病，足部疮面给其带来较大痛苦，护士在实施操作过程中需具备强烈的爱伤观念，避免任何可能增加患者感染风险或痛苦的操作。在无菌操作中，护士应展现出严谨、细致的态度，并具备慎独精神。同时，护士需密切关注患者因患病而产生的无力感、自卑等心理变化，加强同理心，给予患者适当的人文关怀，以缓解其心理压力。

4.其他措施　换药完成后，护士需协助患者采取舒适体位，并提供病情观察指导、糖尿病饮食建议，鼓励患者适当活动。此外，护士还应给予患者专业支持和护理关怀，帮助患者更好地应对疾病挑战。

第六节　穿脱隔离衣

隔离衣是一种防护用品，旨在保护医务人员免受血液、体液及其他感染性物质的污染，同时也用于保护患者免受感染。

一、实训目标及案例导入

（一）实训教学目标

1.德育目标　具备慎独的职业精神、严谨细致的工作作风及自我防护的安全意识。

2.技能目标　熟练并正确地穿脱隔离衣，熟悉传染病的各项隔离措施。

（二）护理案例及思考

王某，男性，30岁，因发热、呼吸困难持续3天而就诊，根据检查结果，初步诊断为肺结核，随后被收住入传染病区。

请思考：对该患者应采取何种隔离？护士在护理患者过程中应如何做好防护隔离？

二、实训内容

1.目的　保护患者和医务人员，避免病原微生物传播，减少感染和交叉感染的发生。

2.准备

（1）环境准备　光线适宜，病室整洁、宽敞。

（2）用物准备　挂衣架、隔离衣、手消毒用物。

（3）护士准备　穿好护士服，修剪指甲，洗手，戴隔离帽和口罩，取下手表，卷袖过肘。

3.实训内容　见表2-6。

表 2-6　穿脱隔离衣

步骤	内容
评估	评估患者的病情、治疗和护理需求、隔离的种类和具体措施、穿脱隔离衣的环境
检查用物	确保隔离衣、挂衣架、手消毒设备均符合操作要求
穿隔离衣	取衣：查对隔离衣后，手持衣领取下，使隔离衣的清洁面朝向自己，将衣领两端向外折齐，对齐肩峰，露出肩袖内口 穿衣袖：一只手持衣领，另一只手伸入一侧袖内，持衣领的手向上拉衣领，将衣袖穿好；换手持衣领，依上法穿好另一袖 系衣领：两手持衣领，由领子中央顺着边缘由前向后系好衣领 系袖口：扣好袖扣或系上袖带

步骤	内容
脱隔离衣	系腰带：将隔离衣一边（约在腰下5cm处）逐渐向前拉，捏住衣边，同法捏住另一侧衣边。两只手在背后将衣边缘对齐，向一侧折叠，一只手按住折叠处，另一只手将腰带拉至背后折叠处，腰带在背后交叉，回到前面打一活结系好 解腰带：操作结束后，解开腰带，在前面打一活结，以便后续操作 解袖口：解开袖口，将衣袖上拉，在肘部将部分衣袖塞入工作衣袖内，充分暴露双手 消毒双手：用速干手消毒剂消毒双手 解衣领：解开领带（或领扣） 脱衣袖：一只手伸入另一侧袖口内，拉下衣袖过手（遮住手），再用衣袖遮住的手在外面握住另一衣袖的外面并拉下袖子，两手在袖内使袖子对齐，双臂逐渐退出
整理	整理：双手持领，将隔离衣两边对齐，挂在衣钩上；如挂在半污染区，清洁面向外；挂在污染区则污染面向外；不再使用的隔离衣，脱下后使清洁面向外，卷好后投入污物袋中

4.注意事项

（1）隔离衣的长度需适宜，应完全遮盖住工作服，若发现有破洞则不可继续穿着使用。

（2）为确保隔离衣的清洁，其内部及领部应保持干净。在系领带（或领扣）时，需特别注意避免衣袖、袖带接触到面部、衣领及工作帽等。

（3）在穿隔离衣的过程中，应避免与清洁物品发生接触。穿上隔离衣后，工作人员的活动范围应严格限制在规定区域内，不允许进入清洁区及走廊等非规定区域。

（4）隔离衣应每日更换一次，若在使用过程中发生污染或沾湿，则需立即进行更换。此外，当接触不同病种的患者时，也应更换隔离衣，以防止交叉感染。

三、人际沟通要点

（1）耐心且热情地向患者解释防护隔离的知识，并强调其重要性。

（2）在为患者提供护理服务时，应充分展现人文关怀，积极安抚患者的情绪，帮助他们消除因隔离而产生的紧张和恐惧心理。

四、案例导入分析

（一）案例思考

在对肺结核患者实施操作前，护士需综合考虑患者的病情、所需的隔离类型、隔离防护技术的操作要求及相关注意事项等。

（二）案例分析

1.环境判断　护士应对即将进行操作的环境进行全面评估。鉴于患者被诊断为肺结核，应将隔离衣放置在半污染区，即内走廊病室外的隔离衣橱柜中。隔离衣应确保清洁面朝外，正确悬挂在衣架上。同时，环境应宽敞明亮，配备感应速干手消毒装置，以满足操作要求。

2.患者分析 患者为肺结核患者，应采取空气传播隔离措施，并将其安置在单间隔离病房内。护士在执行护理操作时，应穿戴好帽子、口罩、手套和防护隔离衣等个人防护装备，以防被患者的飞沫、血液、体液及排泄物等污染。在离开病室时，护士需按照要求正确摘脱防护装备，并妥善处理使用后的物品。由于患者患有呼吸道传染病，穿隔离衣可以保护医护人员免受患者痰液、血液等物质的污染。同时，在进行吸痰操作时，还需佩戴护目镜等防护措施，以避免职业暴露。此外，还应根据患者的病情合理安排单人间或负压病房。

3.人文关怀 在操作中，护士应秉持严肃负责的态度对待患者的生命，同时具备严谨的自我防护意识，以避免职业暴露。考虑患者处于呼吸道隔离状态，护士在穿好隔离衣后执行护理操作时，应密切观察患者的心理状态。对于患者因隔离而产生的孤独心理，护士应通过语言沟通和非语言沟通的方式，表达对患者的关怀和支持。

4.其他措施 护士完成操作后，应严格按照医院感染管理要求，正确处置用物及污染物。在返回护士办公室或治疗室进行记录前，应注意再次进行手消毒，以确保手部卫生。

第七节 特殊口腔护理

良好的口腔卫生有助于促进机体的健康和舒适。口腔内存在着大量正常菌群和致病菌群，在正常情况下，人们通过每日的饮水、进食、刷牙等活动，可以减少和清除口腔内的致病菌，因此口腔一般不会出现异常状况。然而，当机体处于疾病状态时，防御能力会下降，同时可能伴有进食、饮水障碍，这时口腔内的致病菌可能会大量繁殖，从而引发口腔疾病。针对高热、昏迷、危重症、禁食、鼻饲、患有口腔疾患、术后及生活不能自理的患者，应实施特殊口腔护理。

一、实训目标及案例导入

（一）实训教学目标

1.德育目标 培养护理人员具备爱伤观念，同时提升护患沟通技能，确保良好的护患关系。

2.技能目标 熟练掌握特殊口腔护理的目的、具体操作方法及在执行过程中需要注意的关键事项。

（二）护理案例及思考

张某，男性，75岁，因"慢性支气管炎急性发作"入院接受治疗。入院期间，患者接受了为期一周的氨苄西林和氧氟沙星等药物治疗。近期，患者精神状态明显不佳，食欲不振，且生活自理能力大幅下降。经细致检查，发现患者口唇呈现干裂状态，口腔黏膜干燥并伴有潮红现象，更重要的是，口腔内出现了一块难以用棉签擦去的白色凝乳状斑块。针对此情况，医生开出了口腔护理的医嘱，要求每日对其进行2次专业口腔护理。

　　请思考：护士如何为其做好口腔护理？

二、实训内容

　　1.目的　保持口腔处于清洁、湿润的状态，以预防口腔感染等并发症的发生。预防或减轻口腔异味，有效清除牙垢，从而增进食欲，确保患者的舒适度。密切观察口腔内的变化，为医生提供关于患者病情变化的重要信息。

　　2.准备

　　（1）环境准备　确保操作环境宽敞，且光线充足或配备有足够的照明设备，以便进行细致的口腔护理操作。

　　（2）护士准备　衣帽整洁，修剪指甲，洗手，戴口罩。

　　（3）用物准备　①治疗车上层：治疗盘、弯止血钳、镊子、压舌板、棉签、弯盘、手电筒、液状石蜡、口腔黏膜外用药、治疗巾，口杯置温开水及吸水管，治疗盘内放置消毒棉球，杯中倒入适宜漱口液并清点棉球，必要时备开口器、舌钳。②治疗车下层：医疗垃圾桶、生活垃圾桶。

　　（4）患者准备　了解口腔护理的目的、护理方法、注意事项及配合要点。

　　3.实训内容　见表2-7。

表 2-7　特殊口腔护理

步骤	内容
评估	核对医嘱和治疗执行单，评估患者的意识、病情、口腔卫生及 pH 值情况，以及患者的配合情况。确保环境宽敞且适宜进行操作
核对解释	备齐所需用物，带至患者床旁。核对患者的床号、姓名、腕带和住院号，向患者及其家属解释操作的目的、操作方法、注意事项及配合要点
体位	协助患者采取侧卧或仰卧位，头偏向一侧，面向护士
清点棉球	打开口腔护理包，湿润并清点棉球，倒漱口液，润湿并清点棉球数量
漱口	取治疗巾围于患者颈下，将弯盘置于患者口角旁。协助患者用吸水管吸水漱口（昏迷患者禁止漱口）
口腔评估	用棉签湿润患者的口唇，使用压舌板和手电筒按顺序检查口腔黏膜，并取下活动义齿。对于昏迷患者，可使用开口器协助开口
按顺序擦拭	用弯止血钳夹取含有口腔护理液的棉球，拧干，嘱患者咬合上下齿，用压舌板撑开左侧颊部，纵向擦洗牙齿左外侧面，由臼齿洗向门齿。同法擦洗牙齿右外侧面 嘱患者张开上下齿，擦洗牙齿左上内侧面、左上咬合面、左下内侧面、左下咬合面，弧形擦洗左侧颊部，同法擦洗右侧牙齿 擦洗舌面、舌下及硬腭部 擦洗完毕，再次清点棉球数量

续 表

步骤	内容
漱口	协助患者再次漱口,吐水入弯盘,用纱布擦净口唇
观察涂药	再次检查口腔情况;口唇涂液体石蜡或润唇膏,如口腔黏膜有溃疡,局部用药
整理记录	撤去弯盘及治疗巾,协助患者取舒适卧位,整理床单位;整理用物,洗手,记录口腔异常情况及护理效果,签名

4.注意事项

(1)昏迷患者禁止漱口,以防引起误吸。

(2)在观察口腔时,对于长期使用抗生素和激素的患者,应特别注意观察口腔内是否存在真菌感染。

(3)传染病患者的用物需按照消毒隔离原则进行妥善处理。

三、人际沟通要点

1.护士应使用通俗易懂的语言向患者详细解释口腔护理的重要性,并着重介绍特殊口腔护理的具体方法。

2.在操作过程中,护士应随时询问患者的感受及舒适度,确保操作的人文关怀。

3.护士应向患者进行健康教育,指导其在高热时多饮水,多食用清淡且富含维生素的食物,并强调平时口腔清洁的重要性。

四、案例导入分析

(一)案例思考

针对慢性支气管炎急性感染且需要口腔护理的老年患者,护士在护理过程中应综合考虑患者的病情、口腔状况、操作配合度、心理状态,以及口腔护理液的选择、操作方法和相关注意事项。

(二)案例分析

1.环境判断 护士在执行口腔护理时,应确保操作环境清洁、宽敞且适宜进行口腔护理操作。

2.病情分析 患者因感染已接受一周的抗生素治疗,饮食和水分摄入减少,导致口腔状况不佳,靠近咽部发现一白色凝乳状斑块。针对此情况,护士在口腔护理前应首先评估患者的口腔状况并测量其pH值,检查是否存在真菌感染。根据患者的口腔pH值,选择合适的口腔护理液。考虑患者年龄较大且口腔干燥,护士在评估时还需特别留意患者是否存在口腔黏膜溃疡,操作前需湿润患者的口唇。在进行口腔护理时,护士应密切观察患者口腔的pH值变化及白色凝乳状斑块的情况。若患者有自主进行口腔护理的强烈意愿，护士应在不影响病情的前提下，尊重患者的选择，并指导协助其完成口腔护理。同时，护士在操作过程中需防止患者误吸和呛咳，以确保操作安全。

3.人文关怀 由于患者为老年且无力自行进行口腔护理，可能产生无力感和内疚心理。护士应理解患者的心理变化，尊重其文化习惯，并向其说明操作的目的和意义，以获得患者的配合。在操作过程中，护士动作应轻柔，避免损伤患者的牙龈，展现出耐心、细心和关怀。

4.其他措施 完成口腔护理后，护士应为患者安排舒适的体位。根据患者的需求，准备清淡、易消化且营养丰富的食物，并指导患者多饮水，注意餐前、餐后漱口，以保持口腔清洁。

第八节 床上擦浴

皮肤的新陈代谢迅速，污垢容易黏附于皮肤表面，如不及时清除，可能会导致皮肤抵抗力下降，细菌趁机入侵，引发感染。皮肤的清洁与护理对于维持身体的完整性至关重要，它不仅能给人体带来舒适感，还能有效预防感染、防止压力性损伤及其他并发症的发生。床上擦浴特别适用于制动、活动受限及身体过于衰弱的患者，同时也适合使用石膏、做牵引或必须卧床等无法自行沐浴的患者。

一、实训目标及案例导入

（一）实训教学目标

1.德育目标 具备对患者的爱伤观念、对技术精益求精的服务精神。

2.技能目标 能够根据患者的病情和自理能力情况，为其提供适当的皮肤护理。同时，掌握床上擦浴的目的、注意事项及操作步骤。

（二）护理案例及思考

洪某，女性，68岁，因不明原因高热已持续5天，患者身体较虚弱，皮肤上有污垢，衣物潮湿且凌乱，身上散发出汗臭味。

请思考：护士如何正确为其提供皮肤护理？应该注意哪些问题？

二、实训内容

1.目的 保持皮肤清洁，促进患者舒适，促进血液循环，预防皮肤感染和压力性损伤等并发症。

2.准备

（1）环境准备 调节室温在24℃以上，关好门窗，拉上床帘或用屏风遮挡。

（2）护士准备 护士衣帽整洁，修剪指甲，洗手，戴口罩。

（3）患者准备 评估患者的年龄、病情、意识、心理状态、自理能力及皮肤卫生状况，向患者及其家属解释床上擦浴的目的、方法、注意事项及配合要点，取得患者合作。

（4）用物准备 ①治疗车上层：治疗盘内备水温计、浴巾、毛巾、肥皂、小剪刀、梳子、浴毯、按摩油、护肤用品（润肤剂、爽身粉）、小橡胶单或一次性中单、清洁衣裤和被服。②治疗车下层：脸盆、水桶，另备便盆、便盆巾和屏风。

3.实训内容 见表2-8。

表 2-8 床上擦浴法

步骤	内容
评估	核对医嘱、护理执行单；评估患者的病情及皮肤卫生情况，以及病房环境及患者排便需求
核对解释	备齐用物携至病床旁，妥善放置利于操作；核对患者床号、姓名、腕带和住院号，向患者解释床上擦浴的目的、方法、注意事项及配合要点
环境准备	调节室温在24℃以上，关闭门窗，拉上床帘或屏风遮挡，按需给予便盆
协助体位	根据病情调整病床的高度；松开盖被移至床尾，用浴毯遮盖患者；将患者移近护士，体位舒适，并保持身体平稳
备水	将脸盆和浴皂放置于床旁桌上，然后倒入适量的温水；接着将毛巾浸入盆中，并测量水温
擦洗面部	将毛巾叠成手套状，包在手上并彻底浸湿。首先擦拭患者的眼部，从内眦擦至外眦；接着擦洗额头、面颊、鼻部、颈部和耳部；最后根据患者的具体情况，决定是否使用肥皂，并用毛巾将擦洗的部位擦干
脱衣垫巾	为患者脱下上衣，并盖好浴毯。脱衣时先脱近侧，后脱远侧；若患者有肢体外伤或活动障碍，则应先脱健侧，后脱患侧。在擦洗部位下面垫好浴巾以备使用
擦洗上肢和手	移去近侧上肢的浴毯，将浴巾纵向铺设在患者的上肢下面。将毛巾涂上肥皂，一只手托住患者的肘部及前臂，另一只手从远心端开始，向近心端擦洗上肢，直至腋下。然后用清水擦净肥皂液，再用浴巾将上肢擦干。接着，将脸盆置于床边浴巾上，协助患者将手放入脸盆中洗净，并擦干。同法擦洗患者的身体另一侧
换水铺巾	倾倒掉污水，换上干净的温水。然后，将浴巾铺展在患者的胸腹部，并将浴毯向下折叠至患者的脐部位置
擦洗胸、腹部	护士一只手掀起浴毯的一边，用另一只包有湿毛巾的手擦洗患者的胸部。擦洗女性患者的乳房时，应环形用力，特别注意擦净乳房下的皮肤皱褶处。将浴毯纵向盖在患者的胸腹部，将浴毯向下折叠至会阴部。护士一只手掀起浴毯的一边，用另一只包有毛巾的手擦洗患者的腹部一侧，同法擦洗另一侧，然后彻底擦干腹部皮肤
擦洗背部	协助患者取侧卧位，背向护士。将浴巾纵向铺在患者身下，将浴毯盖在患者的肩部和腿部，依次擦洗患者的后颈部、背部至臀部。根据患者的情况进行背部按摩
协助穿衣	协助患者穿好清洁上衣，先穿对侧，后穿近侧（如有外伤或活动障碍，先穿患侧，再穿健侧）； 协助患者平卧，将浴毯盖在患者的胸、腹部

步骤	内容
换盆备水	更换脸盆和干净温水，更换毛巾
擦洗下肢	协助患者脱下裤子，用浴毯撤至床中线处，盖于远侧腿部，遮盖好会阴部位。将浴巾纵向铺于患者近侧腿部下面，依次擦洗踝部、膝关节、大腿，洗净后彻底擦干；护士移至床对侧。将浴毯盖于洗净侧腿部，同法擦洗另一侧下肢，擦洗后，用浴毯盖好患者，换水
泡洗双足	移盆于患者足下，盆下垫浴巾，一只手托起患者小腿，将其足部轻轻置于盆内，浸泡后擦洗足部；根据情况修剪趾甲；彻底擦干足部；若患者足部过于干燥，可对其足部使用润肤剂
擦洗会阴	换水后，用浴毯盖好上肢和胸腹部，再盖好下肢，只暴躁会阴部；协助或指导患者洗净并擦干会阴部；协助患者穿好清洁的裤子
整理记录	梳头，协助取舒适体位，必要时更换床单，整理床单位，整理用物，洗手，记录，签名

4.注意事项

（1）操作时应遵循人体力学原理，注意节时省力。

（2）操作时动作要轻柔，通常在15～30分钟完成。

（3）擦浴过程中注意为患者保暖，控制室温，随时调节水温，防止患者受凉感冒；注意保护患者隐私，尽可能减少其隐私部位的暴露；注意保护患者伤口和静疗管路，避免伤口受压、静疗管路打折或扭曲；注意观察患者病情变化，如出现寒战、面色苍白、脉快等，应立即停止擦洗，并给予适当处理。

（4）对休克、心力衰竭、心肌梗死、重型颅脑外伤、大出血等危重患者禁止擦浴。

三、人际沟通要点

1.操作前向患者解释皮肤护理的目的和方法，取得患者的同意和配合。

2.操作时注意保暖和隐私保护，随时询问患者的感受，如有任何不适应停止操作。

3.操作结束后鼓励患者进行自我清洁护理，增强患者的信心。

四、案例导入分析

（一）案例思考

针对高热、大量出汗的老年患者，当需要施行床上擦浴时，护士应综合考虑患者的病情、对清洁卫生的需求、隐私保护、安全因素、操作方法和注意事项等。

（二）案例分析

1.**环境判断**　护士应评估患者所在的病室是否为多人间，并检查每张床是否配有拉帘或屏风以确保隐私。房间温湿度应适宜，门窗应关闭以保持室内环境稳定。操作空间应宽敞，便于护士进行床上擦浴操作。

2.病情分析 患者为老年人，发热且身体虚弱，活动能力较差。护士应根据患者的病情和自理能力，考虑为其提供床上擦浴以增进舒适感和预防并发症。擦浴前应监测患者的生命体征，操作过程中应随时注意观察患者的病情变化。如患者出现寒战、不耐受或异常情况，应立即停止擦浴。擦浴过程中应仔细观察皮肤情况，注意有无出血点、淤斑等异常。擦浴时应拉起床的护栏，防止患者翻身时坠床，确保患者安全。

3.人文关怀 考虑患者为女性老年人，有自己的生活习惯和要求，护士在操作中应特别注意保护隐私，尊重患者。选择适宜的擦浴方式，动作应轻柔，力度适中，同时注意保暖，防止患者受凉。操作中应征询患者意见，对于患者要求自主完成的部位，应尊重患者并协助其完成。语言沟通应亲切关怀，理解患者的心理需求。

4.其他措施 根据患者的病情，护士还可提供床上洗头、指甲护理等服务。完成清洁卫生操作后，护士应对患者进行生命体征监测，了解病情变化。对患者应给予饮食和活动指导等后续护理建议。

第九节 床上洗头

床上洗头是针对长期卧床患者进行头发清洁的一项重要护理技术。根据患者的病情、体力和年龄，护士可以采用多种方式为患者洗头。在洗头过程中，应确保患者的安全、舒适，并且不影响治疗。对于长期卧床的患者，建议每周洗发一次。护士在实际工作中，可以根据医院现有的条件，选择使用马蹄形垫、扣杯法或洗头车等方法为患者进行床上洗头。

一、实训目标及案例导入

（一）实训教学目标

1.德育目标 培养学生关心、体贴患者的情感，能够换位思考，树立爱伤观念。同时，培养学生认真细心的工作态度，以及服务奉献的精神。

2.技能目标 学生能够正确完成床上洗头操作，并且能够与患者进行有效沟通，具备较强的分析解决问题的能力。

（二）护理案例及思考

王某，女性，30岁，公司职员，车祸后因"脊柱损伤导致下半身瘫痪"入院。体格检查：体温（T）36.4℃，心率（P）88次/分，呼吸频率（R）18次/分，血压（BP）128/86mmHg。患者生活不能自理，长期卧床无法自行洗头。护士查房后，准备为其洗头。

请思考：如果您是王某的责任护士，该如何执行医嘱？对其进行床上洗头时，应注意哪些事项？

二、实训内容

1. 目的　去除污垢和头皮屑，清洁头发，减少感染机会；促进头部的血液循环及头发的生长代谢；使患者舒适，促进身心健康，建立良好的护患关系。

2. 准备

（1）评估解释　评估患者的年龄、病情、意识状态、合作程度及心理状态，同时检查头发的卫生情况。向患者及其家属详细解释床上洗头的操作目的、操作方法、注意事项及需要患者配合的要点。询问患者是否需要排便，以便提前做好准备。

（2）患者准备　患者了解床上洗头的操作目的、操作方法、注意事项及需要配合的要点。

（3）环境准备　移开床头桌、椅，关好门窗，调节室温。

（4）护士准备　着装整洁，修剪指甲，洗手，戴口罩。

（5）用物准备　①治疗车上层：治疗盘、橡胶单、浴巾、毛巾、眼罩或纱布、别针、耳塞或棉球（以不吸水棉球为宜）、洗发液、梳子、量杯、橡胶马蹄形卷或自制马蹄形垫、水壶（内盛温水，水温略高于体温，以不超过40℃为宜）、水温计、吹风机。②治疗车下层：医疗垃圾桶、生活垃圾桶、污水桶。

3. 实训内容　见表2-9。

表2-9　床上洗头

步骤	内容
评估	双人核对医嘱和执行单；评估患者的年龄、病情、意识、合作程度及心理状态、头发卫生情况
核对解释	携用物至患者床旁，核对患者床号、姓名、腕带、住院号；向患者介绍操作目的、操作过程及配合要点
环境准备	调节室温，必要时关闭门窗，移开床旁的桌椅，将用物放于方便取用之处。将小橡胶单和浴巾铺于枕上
安置体位	协助患者取仰卧位，将上半身斜向床边，并将枕头垫于患者肩下
围毛巾	松开患者衣领向内反折，将毛巾围于颈部，用别针固定
备洗头装置	如使用马蹄形卷：将马蹄形卷置于患者后颈下，帮助患者颈部枕于马蹄形卷的突起处，头部置于水槽中，马蹄形卷的下端置于污水桶中 如使用洗头车：将患者头部枕于洗头车头托上，接水盘放于患者头下
保护眼耳	用眼罩或纱布盖好双眼，用耳塞或棉球塞住双耳
洗发	用温水洗湿头发后，涂洗发液，由发际至脑后部反复揉搓，同时用指腹轻轻按摩头皮，然后用温水冲洗干净

步骤	内容
撤洗头装置 ↓	撤去眼罩或纱布，取出双耳内耳塞或棉球；擦干面部，用毛巾包好头发；撤去马蹄形垫或洗头车头托等洗头装置
擦干梳发 ↓	协助患者仰卧于床正中，解下包头巾，撤去小橡胶单，用浴巾擦干头发，再用电吹风吹干，最后用梳子为患者梳发
整理记录	协助患者取舒适体位，清理用物，整理床单位，洗手，记录，签名

4.注意事项

（1）在洗头过程中，应密切观察患者的病情变化，如面色、脉搏、呼吸的改变，如有异常，应立即停止操作。

（2）要注意室温和水温的适宜性，洗完头后应及时擦干头发，以防患者受凉。

（3）要防止水流入患者的耳内或眼内。

（4）对衰弱及颅内出血的患者不宜进行洗头操作。

（5）在操作过程中，动作应轻柔、敏捷，同时要注意与患者的交流，了解其感受及需求。

三、人际沟通要点

（一）人际关系判断与思考

1.患者与家属关系 患者需要家属的关心和支持。

2.护士与患者家属关系 护士应重视家属在照顾患者中的角色，能感知家属的焦急心理状态，并及时给予安抚。同时，应指导家属协助观察病情，适时报告医护人员并配合操作。

3.护士与患者关系 护士在为患者洗头过程中，应随时询问患者的感受，具备爱伤观念，尊重患者的人格。护士应密切观察患者的病情，通过语言和非语言沟通及时感知患者的情绪变化，安抚患者的心理不适。

（二）人际沟通需语言交流的环节

1.环境评估 移开床头桌、椅，关好门窗，调节室温。与同病室的病友及其家属沟通，并取得他们的理解。

2.核对解释 自我介绍，核对患者信息。解释操作目的、操作方法、注意事项和配合要点。

3.观察反应 在床上洗头过程中，随时观察患者，询问其感受，及时了解患者情况。

4.健康宣教 针对患者病情，告知床上洗头后的注意事项。针对患者瘫痪的情况，进行相应的健康指导。

四、案例导入分析

（一）案例思考

针对车祸后脊柱损伤导致下半身瘫痪的女性患者，护士在对其进行床上洗头时，应考虑患者对头发清洁的卫生需要、瘫痪病情、操作配合、焦虑心理、床上洗头方法、操作中的安全及隐私保护等。

（二）案例分析

1.环境分析　护士进入病室后，首先对环境进行评估判断。考虑操作环境空间及保护隐私，可移开床头桌、椅，关好门窗，调节室温。向同病室的病友及其家属沟通，取得他们的理解。

2.病情分析　案例中的患者为瘫痪患者，护士在洗头过程中应尽量将患者下肢摆放至功能位。护士还应及时观察患者有无胸闷、气促等情况，并进行相应处理。患者因车祸导致下半身瘫痪，护士还应考虑是否伴随其他部位损伤，并进行相应检查及处理。

3.人文关怀　护士应学会换位思考，理解患者的不良情绪，做好相关解释工作，取得患者配合。同时应考虑患者及其家属的心理，特别是患者的性别、职业等因素。感知瘫痪给患者带来的沉痛打击，给予其相应的语言和非语言沟通，注重心理护理，及时解除其焦虑情绪。患者王某为30岁的年轻女性公司职员，护士可从其工作性质、兴趣爱好等方面入手，尽量减少其低落的情绪，提高其生活质量。

4.专科护理　在专科护理方面，护士应考虑患者王某因车祸导致下半身瘫痪的情况，还要注意皮肤护理、各种管道护理、运动功能训练等。

第十节　生命体征测量

生命体征是体温、脉搏、呼吸和血压的总称，是衡量机体身心状况的可靠指标。在正常情况下，生命体征在一定范围内相对稳定，变化较小；但在病理情况下，生命体征变化极其敏感。生命体征测量是对患者的体温、脉搏、呼吸及血压进行评估、记录并监测其变化。

一、实训目标及案例导入

（一）实训教学目标

1.德育目标　培养学生严谨的工作态度及团结合作能力。操作时动作应轻柔、敏捷，且遵守节力原则。注意沟通，关爱患者，并具备一定的应变能力。

2.技能目标　能根据测量的要求探讨操作流程。学会使用相关仪器，并进行日常检查和消毒。能根据学习任务，准确、熟练、独立地进行生命体征测量。能正确绘制体温单。

能正确进行生命体征测量的效果评价。能科学分析测量生命体征时出现各种误差的原因。

（二）护理案例及思考

患者贺某，男性，77岁。3天前因受凉出现咳嗽，咳少许白色黏痰，无咳血，稍有低热，体温约38℃，无畏寒、寒战。在当地经"抗感染、补液"处理（具体用药不详）后，无明显好转，体温升至38.5℃。体格检查：P 110次/分，R 22次/分，BP 106/76mmHg，神志清楚，呈急性面容，自动体位，唇无发绀，呼吸稍促，无三凹征，双肺呼吸音低，左下肺可闻及湿啰音，心律齐，心音稍低。腹平软，肝脾未扪及。入院诊断：肺部感染。

请思考：如果您是贺某的责任护士，以上他的生命体征是否正常？在给患者进行生命体征测量时应注意哪些事项？操作过程中应如何进行有效沟通，以及注意哪些礼节？

二、实训内容

1. 目的 测量、记录患者体温、脉搏、呼吸及血压，判断有无异常情况。对各项监测结果进行判断和分析，了解患者病情变化。

2. 准备

（1）评估解释 评估患者的年龄、病情、意识、治疗情况、既往血压状况、服药情况、合作程度及心理状态；向患者及其家属解释生命体征测量的操作目的、操作方法、注意事项及配合要点。

（2）患者准备 了解生命体征测量的目的、操作方法、注意事项及配合要点；体位舒适，情绪稳定。测温前20~30分钟若有运动、进食、冷热敷、洗澡、坐浴、灌肠等，应休息30分钟后再测量。

（3）环境准备 室温适宜，光线充足，环境安静。

（4）护士准备 着装整洁，修剪指甲，洗手，戴口罩。

（5）用物准备 ①治疗车上层：容器两个（一个为清洁容器盛放已消毒的体温计，另一个为盛放测温后的体温计）、含消毒液纱布、表（有秒针）、记录本、笔、手消毒液。若测肛温，需备润滑油、棉签、卫生纸。②治疗车下层：医疗垃圾桶、生活垃圾桶。

3. 实训内容 见表2-10。

表 2-10 生命体征测量

步骤	内容
评估	双人核对医嘱和执行单；评估患者的年龄、病情、意识、治疗情况、既往血压、服药史、合作情况及心理状态
用物准备	检查体温计、血压计、听诊器等，备齐所需用物
核对解释	携用物至患者床旁，核对患者床号、姓名、腕带、住院号，解释操作的目的和配合要求

步骤	内容
患者准备	嘱患者取平卧位,选择合适的测量肢体和部位,使患者身体放松
体温测量	准备:检查体温计是否完好,将水银柱甩至35℃以下 测量:根据患者年龄、病情等因素选择测量方法 测口温:将水银端斜放于舌下,患者需闭紧口唇,用鼻呼吸,勿咬体温计。测量时间为3分钟 测腋温:放于腋窝正中处。擦干汗液,体温计紧贴皮肤,夹紧。测量时间为10分钟 测肛温:适用于婴幼儿、昏迷、精神异常者。成年人取侧卧、仰卧、屈膝仰卧位,暴露测温部位,在肛表前端涂润滑剂,将肛温计的水银端轻轻插入肛门3～4cm;婴幼儿可取仰卧位,护士一只手握住患儿双踝,提起双腿,另一只手将已润滑的肛门体温计插入肛门(婴儿为1.25cm、幼儿为2.5cm)并固定,将患儿臀部轻轻捏拢。测量时间为3分钟 取表记录:测量完毕取出体温计,用消毒纱布擦拭;正确读取体温计数值,将体温值记录在记录本或输入移动护理信息系统的终端设备
脉搏测量	准备:患者卧位或坐位;手腕伸展,手臂放于舒适位置 测量:护士以食指、中指、无名指的指端按压在桡动脉处,按压力量适中,以能清楚测得脉搏搏动为宜。正常脉搏测30秒,乘以2;对异常者需测量1分钟 记录:将脉率数值记录在记录本或输入移动护理信息系统的终端设备
呼吸测量	准备:患者体位同脉搏测量 测量:护士保持脉搏测量姿势,将手放在患者的诊脉部位似诊脉状,眼睛观察患者胸部或腹部的起伏。正常呼吸测30秒,乘以2;对异常者需测量1分钟观察:注意呼吸频率(一起一伏为一次呼吸)、深度、节律、音响、形态及有无呼吸困难 记录:将呼吸数值记录在记录本或输入移动护理信息系统的终端设备
血压测量	准备:取合适体位,手臂位置(肱动脉)与心脏处于同一水平,坐位时平第四肋,卧位时平腋中线。患者卷袖,露臂,手掌向上,肘部伸直 测量部位选择:选择肱动脉测量 血压计准备:打开血压计,垂直放妥,开启水银槽开关 缠袖带:驱尽袖带内空气,平整置于上臂中部,下缘距肘窝2～3cm,松紧以能插入一指为宜 充气:触摸肱动脉搏动,听诊器胸件置于肱动脉搏动最明显处,一只手固定,另一只手握加压气球,关气门,充气至肱动脉搏动消失再升高20～30mmHg 放气:缓慢放气,速度以水银柱下降4mmHg/s为宜,注意水银柱刻度和肱动脉声音的变化 判断:听诊器出现的第一声搏动音时,水银柱所指的刻度即为收缩压;当搏动音突然变弱或消失时,水银柱所指的刻度即为舒张压 整理血压计:排尽袖带内余气,关紧压力活门,整理后放入盒内。血压计盒盖向右倾斜45°,使水银全部流回槽内,关闭水银槽开关,盖上盒盖,平稳放置 记录:将所测血压值按收缩压/舒张压mmHg(kPa)记录在记录本上,或输入移动护理信息系统的终端设备,如120/80mmHg
恢复整理	协助患者恢复舒适体位,整理床单位;根据患者病情给予健康教育;整理用物,分类处理
洗手,记录	洗手,将体温、脉搏、呼吸、血压数据绘制记录在体温单上

4.注意事项

（1）体温测量 ①为婴幼儿、意识不清或不合作的患者测体温时，护士应陪伴在患者身旁。②当有影响测量体温的因素时，应当推迟30分钟再测量。③体温与病情不符时，应当复测体温。④对极度消瘦的患者，不宜测量其腋温。⑤如患者不慎咬破水银体温计，应立即清除口腔内玻璃碎片，再口服蛋清或牛奶以延缓水银（汞）的吸收；若病情允许，可服用富含纤维的食物以促进汞的排泄。⑥使用后，体温计按医院感染管理规定处理。

（2）脉搏测量 ①当患者情绪不稳定或剧烈运动后，将影响测量结果，应推迟测量时间。②对于脉搏短绌的患者，应按要求同时测量心率和脉搏，即一名护士测脉搏，另一名护士听心率，同时测量一分钟。

（3）呼吸测量 ①呼吸速率会受到意识的影响，测量时无需告知患者。②对于呼吸不规则的患者及婴儿，应测量1分钟。③患者情绪不稳定或剧烈运动后，应推迟测量时间。

（4）血压测量 ①保持测量者视线与血压计刻度平行。②对于长期需要观察血压的患者，应做到"四定"，定时间、定部位、定体位、定血压计。③若衣袖过紧或衣服过多，应脱去衣袖，以免影响测量结果。④对于偏瘫患者，应选择健侧上臂进行测量。

三、人际沟通要点

（一）人际关系判断与思考

1.患者与家属的关系 患者需要家属的关心和支持。

2.护士与患者家属的关系 家属作为照顾者的角色应被护士所重视，护士应及时感知家属的焦急心理状态，给予安抚，指导家属如何观察病情并及时报告医护人员，同时配合护士的操作。

3.护患关系 在生命体征测量过程中，应随时询问患者的感受，体现爱伤观念，尊重患者的人格，保护患者的隐私。同时观察患者的病情，及时感知患者的不适感，如咳嗽、咳痰、呼吸稍促等，并给予安抚。

（二）人际沟通需语言交流的环节

1.环境评估 环境安静，光线充足；向同病室病友及其家属沟通取得理解。

2.核对解释 自我介绍后，核对患者的信息，解释操作的目的、操作方法、注意事项和配合要点；同时了解患者30分钟内是否有进食、剧烈运动、紧张等情况，以及患者的肢体活动度、基础血压情况和用药情况。

3.观察反应 在生命体征测量过程中，观察患者的反应，随时询问患者的感受，及时了解患者的情况。

4.健康宣教 根据生命体征的测量结果，对异常值进行相关的健康宣教；同时针对患者的病情，告知肺部感染相关的健康指导。

四、案例导入分析

(一)案例思考

对肺部感染的老年患者实施生命体征测量时,护士应充分考虑患者的病情、操作耐受性和配合情况、焦虑心理,以及生命体征测量的操作方法与注意事项等。

(二)案例分析

1.环境判断 护士应营造安静环境,光线要充足并适合操作,向同病室的病友及其家属沟通取得理解。

2.病情分析 生命体征测量能够反映病情的变化,监测过程应科学、严谨。护士在操作时应考虑老年人的生理特点,提前协助患者排空二便。根据患者的具体情况,选择合适的测量方法和测量部位。测量时,协助老年人取舒适体位,如测血压时协助其卷起衣袖等。为完善信息,护士应询问患者的生活习惯,如是否有抽烟史,从而进行相应的健康指导。患者体温为38.5℃,高于正常体温,护士应定时监测体温变化。患者呼吸稍促,护士应注意观察有无口唇发绀等呼吸困难加重的表现。

3.人文关怀 护士应及时安抚患者的情绪,给予准确的解释,以取得患者的配合。针对老年人的焦虑心理,应给予关注和沟通支持,解除其焦虑情绪。操作中,护士动作应轻缓,体现出细心和耐心。

4.其他措施 患者贺某为肺部感染,出现呼吸困难等症状,护士可给予氧气吸入,建立静脉通路进行抗感染和止咳治疗。对于体温过高的患者,还可给予口腔护理等措施。

第十一节 氧气吸入

氧气吸入是常用的改善呼吸的技术之一。通过给氧,增加吸入空气中氧的浓度,从而预防和纠正各种原因所造成的组织缺氧。供氧装置包括氧气筒和中心管道供氧。氧气吸入方法包括鼻导管和鼻塞法、面罩法、氧气头罩法、氧气枕法等。

一、实训目标及案例导入

(一)实训教学目标

1.德育目标 培养学生具备沟通交流、组织协调、团队合作和评判性思维能力;在操作中严格保证用氧安全,具有为患者生命安全负责的意识,以及爱伤观念。

2.技能目标 学生能够正确判断缺氧程度,选择正确的供氧方法和换算吸氧浓度;能够阐述氧气吸入法的注意事项;能够正确对患者实施吸氧操作。

（二）护理案例及思考

患者女性，19岁。前天与其父母参加春季赏花时突感鼻、咽部痒，接着打喷嚏及流清涕，继而出现胸闷、气喘、呼吸困难而不能平卧、张口抬肩、口唇青紫、大汗淋漓等症状，急送医院就诊。医疗诊断为支气管哮喘，医生医嘱：持续低流量吸氧2L/min。

请思考：如果您是王某的责任护士，该如何执行医嘱？氧气吸入时应注意哪些事项？

二、实训内容

1.目的 纠正各种原因造成的缺氧状态，提高患者动脉血氧分压和动脉血氧饱和度，增加动脉血氧含量，以促进组织的新陈代谢，维持机体生命活动。

2.准备

（1）评估解释 评估患者的年龄、病情、意识、治疗情况、心理状态及合作程度；向患者及其家属解释吸氧法的目的、方法、注意事项及配合要点。

（2）患者准备 了解氧气吸入的目的、方法、注意事项及配合要点；体位舒适，情绪稳定，愿意配合。

（3）环境准备 室温适宜，光线充足，环境安静，远离火源。

（4）护士准备 着装整洁，修剪指甲，洗手，戴口罩。

（5）用物准备 ①治疗车上层：治疗盘、弯盘、治疗碗内盛无菌蒸馏水、纱布、胶布、别针、棉签、小药杯（内盛冷开水）、鼻氧管、扳手、小手电筒、中心供氧装置或氧气筒及氧气压力表装置、笔、用氧记录单等。②治疗车下层：医疗垃圾桶、生活垃圾桶。

3.实训内容 见表2-11。

表2-11 氧气吸入法

步骤	内容
评估	双人核对医嘱和执行单；评估患者的年龄、病情、意识、治疗情况、心理状态及合作程度
核对解释	携用物至患者床旁，核对患者床号、姓名、腕带、住院号，向患者解释操作目的、操作方法、注意事项和配合要点
供氧准备	氧气筒：开总开关吹尘→关总开关，挂"四防"牌，装上氧气表，放入湿化瓶内芯，装好湿化瓶，接上连接氧管。关闭流量表小开关，先打开氧气筒总开关，再打开小开关，试通氧气，检查有无漏气后，关闭小开关待用 中心供氧装置：打开装置盖塞，连接给氧装置；安装湿化瓶，连接鼻导管，试通氧气，检查有无漏气，关闭流量开关待用
患者准备	取合适体位，检查鼻腔，用湿棉签清洁双侧鼻腔
调节氧流量	根据医嘱调节氧流量

步骤	内容
湿润	将鼻氧管前端放入小药杯中的冷开水中湿润
插管	将鼻氧管插入患者鼻孔约1cm，将吸氧管挂于患者双耳后，在颌下固定
记录	记录给氧时间、流量、患者反应等，交代注意事项，并挂上用氧记录单
观察	观察并评价用氧后患者缺氧改善情况、实验室指标变化，以及有无氧疗法不良反应。同时，检查氧气装置有无漏气、是否通畅等
停止吸氧	向患者解释后，取下鼻氧管，擦净鼻部，关闭氧气开关
操作后处理	整理床单位，协助患者取舒适体位，给予健康教育
整理记录	整理用物，分类处理，洗手，记录停止吸氧时间及患者的用氧效果，签名

4.注意事项

（1）严格遵守操作规程，注意用氧安全。切实做好"四防"，即防火、防震、防油、防热。搬运氧气筒时严防剧烈震动，以免发生爆炸。氧气筒应放置于阴凉处，筒的周围严禁烟火和放置易燃品，至少距火炉5m或距暖气片1m。氧气筒和螺旋口上禁止涂油，以防意外发生。

（2）操作中注意"带氧插管、带氧拔管"：先调节好流量再给患者吸氧，撤氧时先拔掉鼻导管，再关闭氧气开关，以免错误打开开关，导致大量氧气突然冲入呼吸道而损伤肺组织。

（3）在用氧过程中，应根据缺氧和二氧化碳潴留情况调节氧流量。

（4）用鼻导管持续给氧时，应每日更换鼻导管一次以上，双侧鼻孔交替插管，并及时清除鼻腔分泌物，防止导管阻塞。使用鼻塞者也须每日更换。

（5）湿化瓶每次使用后须进行清洗、消毒。

（6）氧气筒内氧气不可用尽。当压力表上指针降至5kg/cm^{2}时，即不可再用，以防灰尘进入筒内，再次充气时引起爆炸。

（7）对未用或已用空的氧气筒应分别放置，并挂上"满"或"空"的标记，以免急用时搬错而影响抢救工作。

三、人际沟通要点

（一）人际关系判断与思考

1.患者与家属的关系 患者需要家属的关心和支持。

2.护士与患者家属的关系 家属作为照顾者角色需要被护士所重视，护士应及时感知患者家属的焦急心理状态，及时安抚，指导家属观察病情并报告医护人员，并配合操作。

3.护士与患者的关系　应及时安抚患者心理，消除其恐惧感；吸氧过程中随时询问患者感受，体现爱伤观念，尊重患者人格。同时观察患者病情，准确评判呼吸困难、口唇青紫、大汗淋漓等情况是否加重，及时进行相应处理。

4.病友关系　向邻床病友解释防火防热等用氧安全，取得理解和配合。

（二）人际沟通需语言交流的环节

1.环境评估　确保环境安静、光线充足，避免用氧装置附近插拔电源，远离火源；禁止吸烟；向同病室病友及其家属沟通并取得理解。

2.核对解释　自我介绍，核对患者信息，解释操作目的、操作方法、注意事项和配合要点；评估患者病情、氧气筒是否满、患者鼻腔情况。

3.吸氧过程中观察患者　及时安抚患者心理，随时询问患者感受，及时了解患者情况。

4.健康宣教　针对患者病情，告知吸氧过程中的注意事项；针对支气管哮喘病史，进行相应的健康指导。

四、案例导入分析

（一）案例思考

对于19岁哮喘持续发作并缺氧的患者，护士应考虑患者的病情、恐惧和焦虑的心理状态、相关知识缺乏程度、操作配合程度，以及吸氧方法、注意事项等。

（二）案例分析

1.环境要求　护士操作前评估环境安全情况，确保环境安静、光线充足、避免尘土、远离火源；向同病室病友及其家属沟通并取得理解。

2.病情判断　给氧过程中，护士应及时观察患者的病情变化，如呼吸困难而不能平卧、张口抬肩、口唇青紫、大汗淋漓等，及时进行相应处理。操作过程中护士应严格注意用氧安全，切实做好"四防"，即防火、防震、防油、防热，并对患者进行用氧安全知识宣教。护士还应指导患者采取半坐卧位，并考虑进行支气管哮喘相关的健康指导。

3.人文关怀　护士应及时安抚患者情绪，学会换位思考，理解患者家属的紧张和焦虑情绪，给予相应的语言和非语言沟通，进行安抚和疏导，及时缓解不良情绪。

4.其他措施　当患者出现呼吸困难、口唇青紫、大汗淋漓等症状时，除氧气吸入减轻呼吸困难症状外，护士还可根据医嘱采取生命体征测量、心电监护、建立静脉通路等护理措施。

第十二节　吸痰法

吸痰法是指利用负压作用，通过导管经口、鼻腔或人工气道将呼吸道分泌物吸出，以保持呼吸道通畅，并预防吸入性肺炎、肺不张、窒息等并发症的一种方法。本法适用于年老体弱、新生儿、危重、麻醉未清醒、气管切开等各种原因引起的不能有效咳嗽的患者。临床上常用电动吸引器吸痰和中心负压吸引装置进行吸痰。

一、实训目标及案例导入

(一)实训教学目标

1.德育目标 操作中严格执行无菌操作,秉持"敬畏生命,爱护患者"的理念,具备为患者生命安全负责的意识;培养学生严谨求实的工作态度和职业防护意识。

2.技能目标 掌握吸痰法的基本知识和基本技能;在实际操作中能够独立、正确、熟练地实施吸痰法。

(二)护理案例及思考

患者刘某,女性,61岁,因"发热、咳嗽、胸痛"入院,诊断为急性肺炎。体格检查:T39.5℃,P116次/分,R28次/分,BP124/72mmHg。患者呼吸急促,喉头痰鸣音明显,痰液黏稠,不易咳出。医生医嘱:持续给氧2L/min;吸痰。在吸痰过程中,患者出现发绀、心率下降症状,其女儿十分焦虑。

请思考:如果您是刘某的责任护士,如何判断该患者是否需要吸痰?吸痰时应注意哪些问题?针对患者在吸痰过程中出现发绀、心率下降的症状,您该如何处理?

二、实训内容

1.目的 清除呼吸道分泌物,保持呼吸道通畅;促进呼吸功能,改善肺通气;预防肺不张、坠积性肺炎等并发症的发生。

2.准备

(1)**评估解释** 评估患者的年龄、病情、意识状态、治疗情况、呼吸道分泌物情况、口和鼻腔情况,以及患者是否有将呼吸道分泌物排出的能力、合作程度及心理状况,同时了解患者目前的吸氧情况及血氧饱和度。向患者及其家属解释吸痰的目的、方法、注意事项及配合要点。

(2)**患者准备** 了解吸痰的目的、方法、注意事项及配合要点;体位舒适,情绪稳定。

(3)**环境准备** 室温适宜,光线充足,环境安静。

(4)**护士准备** 衣帽整洁,修剪指甲,洗手,戴口罩。

(5)**用物准备** ①治疗车上层:治疗盘、有盖罐(试吸缺罐和冲洗罐,内盛无菌生理盐水)、一次性无菌吸痰管、无菌纱布、无菌止血钳或镊子、无菌手套、弯盘。酌情备压舌板、张口器、舌钳。②治疗车下层:医疗垃圾桶、生活垃圾桶。③其他:电动吸引器或中心吸引器。酌情备插线板。

3.实训内容 见表2-12。

表 2-12 吸痰法

步骤	内容
评估	双人核对医嘱和执行单。评估患者意识、病情，检查鼻腔、口腔，取下活动义齿，听诊肺部呼吸音情况；环境整洁，光线充足，给吸氧者调高氧流量
核对解释	携用物至患者床旁，核对患者床号、姓名、腕带、住院号；向患者及其家属解释操作目的、操作方法、注意事项和配合要求
调压试机	连接吸引器管道，打开开关，调压、试机，关闭开关；将干燥试管绑于床头，将吸引管接头插入试管中，用别针将管道固定在床旁大单上
患者准备	协助患者取合适体位，头部转向操作者，颌下铺一次性治疗巾，放置弯盘
试吸	戴无菌手套，接吸痰管，打开吸引器开关，在试吸罐中试吸少量生理盐水
实施吸痰	一只手反折吸痰管末端，另一只手持吸痰管前端，插入口咽部（10～15cm），然后放松导管末端，吸净口咽部分泌物；更换吸痰管，再吸气管内分泌物 手法：吸痰管左右旋转并上提管，每次吸痰时间不超过 15 秒
抽吸	吸痰管退出后，在冲洗罐抽吸生理盐水用于冲洗导管
观察	观察患者的反应，如面色、呼吸、心率、血压等；吸出痰液的色、质、量；气道是否通畅、有无损伤等
吸痰完毕	关闭吸引器；分离吸痰管，脱手套反折包住吸痰管放入感染性垃圾桶
安置患者	擦净口鼻，听诊肺部呼吸音情况；撤去弯盘和一次性治疗巾，调回氧流量，协助患者取舒适卧位，整理床单位；给予相关疾病的健康教育
整理记录	整理用物，分类处理。洗手，记录吸引出痰液的色、质、量及患者反应，签名

4. 注意事项

（1）吸痰前，检查电动吸引器性能是否良好，连接是否正确无误。

（2）严格执行无菌操作规范，每次吸痰前应更换新的吸痰管。

（3）每次吸痰时间应控制在15秒以内，以避免造成患者缺氧。

（4）吸痰动作应轻柔且稳定，防止损伤呼吸道黏膜。

（5）当痰液黏稠时，可配合叩击背部或进行雾化吸入，以提高吸痰效果。

（6）电动吸引器连续使用时间不宜过长；贮液瓶内液体达到2/3满时，应及时倾倒，以免液体过多吸入马达内损坏仪器。贮液瓶内应放入少量消毒液，使吸出液不易黏附于瓶底，便于清洗和消毒。

（7）对于血氧饱和度明显下降的患者，在吸痰前建议提高氧浓度，如在吸痰前的30～60秒，向儿童和成年人提供100%的氧气。

（8）建议成年人和儿童使用的吸痰管直径应小于他们所使用的气管插管直径的50%，婴儿则应小于70%。

（9）若为气管切开患者吸痰，应严格注意无菌操作，先吸气管切开处，再吸口（鼻）部。用于吸引口、鼻腔分泌物的吸痰管，禁止进入气管切开气道内。

（10）吸引方法不当可能带来以下后果：①气道黏膜损伤，由于负压过高或吸痰管长时间停留在气管壁而引起。②加重缺氧，因为吸痰不仅吸出一定量的分泌物，同时也带走一定量的肺泡内气体，使肺内通气量减少，加上导管内插入吸痰管后气道阻力增加，导致通气不充分。③肺不张，由于负压吸引使肺内通气量减少而引起。④支气管哮喘发作，负压吸引刺激可能引起哮喘发作。④支气管哮喘，负压吸引刺激可能引起哮喘。

三、人际沟通要点

（一）人际关系判断与思考

1.**患者与家属的关系**　患者需要家属的关心和支持。

2.**护士与患者家属的关系**　家属作为照顾者角色需要被护士所重视，护士应及时感知患者家属的焦急心理状态，及时安抚，指导家属观察病情并报告医护人员，同时配合护理操作。

3.**护士与患者的关系**　在吸痰过程中，护士应及时安抚患者心理，消除其恐惧感；随时询问患者感受，体现爱伤观念，尊重患者人格。同时观察患者病情，准确判断吸痰过程中出现的发绀、心率下降等现象，并及时进行相应处理。

（二）人际沟通需语言交流的环节

1.**环境评估**　确保环境安静、光线充足；向同病室病友及其家属沟通并取得理解。

2.**核对解释**　自我介绍，核对患者信息，解释操作目的、操作方法、注意事项及配合要点；评估患者病情、呼吸道分泌物情况、口和鼻腔情况、吸氧和血氧饱和度情况。

3.**吸痰过程中观察患者**　及时安抚患者心理，随时询问患者感受，及时了解患者情况。

4.**健康宣教**　针对患者病情，告知吸痰后的注意事项，并指导患者进行有效排痰。

四、案例导入分析

（一）案例思考

针对肺部感染、痰液黏稠、无力咳痰的患者，护士在吸痰前应考虑患者的病情、心理状态、配合情况、吸痰管选择、吸痰操作方法及注意事项等。

（二）案例分析

1.**环境判断**　护士操作前评估环境安静整洁，光线充足适合操作，并向同室病友及其家属沟通取得理解。

2. 病情分析 案例中的患者痰液黏稠，不易咳出，护士应根据病情考虑采取翻身叩背、雾化吸入等促进有效排痰的方法。若患者在吸痰过程中出现发绀、心率下降的症状，护士应立即停止吸痰，让患者休息后再吸；若病情严重，护士应及时报告医生，并冷静、敏捷地配合抢救。同时，护士要注意吸痰前后给予患者氧气吸入，并在吸痰过程中密切观察患者病情。

3. 人文关怀 护士应及时观察和感知患者因无法咳出痰液而感到的呼吸困难和无力感，以及家属的紧张情绪。在吸痰操作中，护士应动作轻柔准确，并及时安抚患者情绪，做好相关解释工作。同时，理解患者家属的紧张和焦虑情绪，给予相应的语言和非语言沟通支持，及时解除其焦虑情绪。

4. 其他措施 若患者刘某在吸痰过程中出现发绀、心率下降的症状，护士可使用生命体征测量仪、心电监护仪等护理措施进行监测。若痰液仍无法吸出，应做好病情观察、其他排痰方法和开放气道的准备。由于患者合并有高热症状，护士应考虑给予物理降温措施。对于患者的胸痛和呼吸急促症状，在病情允许的情况下，护士应考虑采取半坐卧位以缓解不适。此外，高热和呼吸急促会导致水分丢失过多，因此应注意给患者补充水分并保持气道湿化。

第十三节　乙醇拭浴

乙醇拭浴是常用的冷疗技术之一。它采用挥发性的液体乙醇，在拭浴过程中迅速蒸发于皮肤上，吸收并带走机体大量热量，同时刺激皮肤使血管扩张，增强散热能力，从而达到降低体温的目的。

一、实训目标及案例导入

（一）实训教学目标

1. 德育目标 关心、体贴患者，能够换位思考，注意保护患者隐私，培养爱伤观念；提升学生对护理职业的理解，增强职业认同感和价值观。

2. 技能目标 关心、体贴患者，能够换位思考，注意保护患者隐私，培养爱伤观念；提升学生对护理职业的理解，增强职业认同感和价值观。

（二）护理案例及思考

患者李某，女性，47岁。下楼时不慎摔倒，踝关节扭伤，随家属来医院就诊。自述踝关节局部疼痛，体检时发现踝关节肿胀、活动受限，经X光检查后，诊断为胫骨骨折。体格检查：T39.5℃，P96次/分，R24次/分，BP120/82mmHg，神志清楚。医嘱：乙醇拭浴。

请思考：如果您是李某的责任护士，该如何执行医嘱？乙醇拭浴时应注意哪些事项？

二、实训内容

1.目的 为高热患者降温。

2.准备

（1）评估解释 评估患者的年龄、病情、体温、意识、治疗情况、有无乙醇过敏史、皮肤状况、活动能力、合作程度及心理状态；向患者及其家属解释乙醇拭浴的目的、方法、注意事项及配合要点。

（2）患者准备 了解乙醇拭浴的操作目的、操作方法、注意事项及配合要点；体位舒适，愿意合作，按需排尿。

（3）环境准备 调节室温，关闭门窗，必要时拉窗帘或用屏风遮挡。

（4）护士准备 着装整洁，修剪指甲，洗手，戴口罩。

（5）用物准备 ①治疗车上层：治疗盘、弯盘、浴巾、小毛巾、热水袋及套、冰袋及套；治疗盘外备脸盆（盛放30℃、25%～35%乙醇200～300mL）、手消毒液、水温计。酌情备干净衣裤。②治疗车下层：医疗垃圾桶、生活垃圾桶，必要时备便器和屏风。

3.实训内容 见表2-13。

表 2-13　乙醇拭浴

步骤	内容
评估	双人核对医嘱和执行单；评估患者的年龄、病情、体温、意识、治疗情况、有无乙醇过敏史、皮肤状况、活动能力、合作程度及心理状态
核对解释	携用物至患者床旁，核对患者床号、姓名、腕带、住院号；向患者解释操作目的、操作方法、注意事项和配合要点
协助体位	松开床尾盖被，协助患者脱去上衣，取合适体位
置冰袋、热水袋	冰袋置于患者头部，热水袋置于患者足部
擦拭方法	将浴巾垫于拭浴部位下方，然后将浸有乙醇的小毛巾拧至半干，缠在手上呈手套状，以离心方向进行拭浴，边拭边轻拍。每侧肢体拭浴完毕后，用浴巾擦干皮肤
擦拭上肢和手	患者取仰卧位，按顺序擦拭：颈外侧→肩→上臂外侧→前臂外侧→手背，侧胸→腋窝→上臂内侧→前臂内侧→手心
擦拭腰、背部	患者取侧卧位，从颈下肩部开始，擦拭至臀部，上半身拭浴完毕后，穿好上衣
擦拭双下肢	患者再次取仰卧位，按顺序擦拭下肢：外侧从髂骨→下肢外侧→足背，内侧从腹股沟→下肢内侧→内踝，后侧从臀下→大腿后侧→腘窝→足跟
擦拭时间	每侧肢体及腰背部各擦试3分钟，全过程在20分钟以内

步骤	内容
观察	在拭浴过程中，要密切观察患者有无寒战、面色苍白、脉搏或呼吸异常等情况。拭浴30分钟后测量体温
操作后处理	拭浴完毕后，取下热水袋，根据需要为患者更换干净衣裤，撤去屏风。若复测体温降至39℃以下，可取下头部冰袋。协助患者取舒适体位，整理床单位，并给予相关知识的健康教育
整理记录	整理用物，分类处理。洗手，记录拭浴部位、时间、效果及患者反应，签名；30分钟后复测体温并绘制在体温单上

4.注意事项

（1）随时观察患者病情变化及体温变化情况，如出现寒战、面色苍白、呼吸脉搏异常等情况，立即停止拭浴。

（2）拭浴全过程不超过20分钟，避免患者着凉。注意患者的耐受性，拭浴后，应注意观察患者的皮肤表面有无发红、苍白、出血点、感觉异常等。

（3）物理降温时，应当避开患者的枕后、耳郭、心前区、腹部、阴囊及足底部位。

（4）拭浴时以离心方向边拭，边轻拍；在血管丰富处延长拍拭时间，避免用摩擦的方式。

（5）正确使用冰袋和热水袋，头部置冰袋，以助降温并防止头部充血而致头痛；足部放热水袋，以促进足底血管扩张而减轻头部充血，并使患者感到舒适。

（6）操作完毕30分钟后，测量体温并记录，并观察患者病情变化和其他反应。

三、人际沟通要点

（一）人际关系判断与思考

1.患者与家属的关系 患者需要家属的关心和支持。

2.护士与患者家属的关系 应重视家属的照顾者角色，及时感知家属的焦急心理状态并给予安抚，指导家属如何观察病情并及时报告医护人员，并配合操作。

3.护士与患者的关系 在乙醇拭浴过程中，应随时询问患者感受，秉持爱伤观念，尊重患者人格，保护患者隐私，密切观察患者病情，及时感知患者情绪并给予安抚。

（二）人际沟通需语言交流的环节

1.环境评估 关闭门窗，酌情使用屏风遮挡以保护患者隐私和保暖；与同病室病友及其家属沟通，请男性家属回避。

2.核对解释 自我介绍，核对患者信息，解释操作目的、操作方法、注意事项和配合要点。

3.健康教育 针对患者病情，告知乙醇拭浴后的注意事项；针对胫骨骨折病情，提供相应的健康指导。

四、案例导入分析

（一）案例思考

针对胫骨骨折、踝关节肿胀合并高热的患者，应实施乙醇擦浴进行物理降温。护士需考虑患者的骨折病情、疼痛和焦虑心理、配合程度、乙醇擦浴的操作方法和注意事项等。

（二）案例分析

1.环境判断 护士在操作前评估病室环境，关闭门窗，酌情使用屏风遮挡患者隐私部位并为其保暖。

2.病情分析 案例中的患者胫骨骨折、踝关节肿胀，护士应根据病情考虑乙醇对受伤部位的刺激；在乙醇擦浴过程中，应密切观察患者有无发红、苍白、出血点或感觉异常等，并及时进行相应处理。

3.人文关怀 护士应对患者的疼痛和焦虑心理进行及时安抚和疏导，做好解释工作，取得患者配合；理解家属的紧张和焦虑情绪，给予相应的语言和非语言沟通，传递积极信息，及时缓解其焦虑情绪。

4.其他措施 为患者实施石膏夹板固定时，护士应做好皮肤观察和护理；对于长期卧床的患者，还要及时更换床单、预防并发症等。患者李某除骨折症状外，体温39.5℃，属于高热，护士应根据医嘱给予适当的物理降温护理措施。患者因下楼时不慎摔倒导致踝关节扭伤，护士应全面评估患者病情，注意是否有其他部位的损伤。

第十四节　鼻饲法

鼻饲法是将导管经鼻腔插入胃内，通过管内灌注流质食物、水分和药物的一种方法。

一、实训目标及案例导入

（一）实训教学目标

1.德育目标 培养学生的爱伤观念，要关心、体贴患者，能够换位思考；培养学生认真细心的工作态度；使学生能够与患者有效沟通，并具备较强的分析解决问题的能力。

2.技能目标 掌握鼻饲法的基本知识和基本技能，在实际操作中能够独立、正确、熟练地完成鼻饲操作技术。

（二）护理案例及思考

患者李某，女性，68岁。因"突发身体左侧无力、感觉减退、失语急诊"入院。诊断：进展性脑梗死。体格检查：T36.4℃，P88次/分，R18次/分，BP138/86mmHg，神志清醒，失语，能遵医嘱做简单动作，双眼向左凝视，左侧肢体肌力3级，疼痛刺激肢体可见躲避动作。辅助检查：白细胞计数（WBC）$11.3×10^9$/L，红细胞计数（RBC）$4.79×10^{12}$/L，中性粒细胞比例（N）58%。颅脑CT检查示：左岛叶、右放射冠–额顶叶脑梗死。医生医嘱：留置胃管进行鼻饲流质饮食。

请思考：如果您是李某的责任护士，该如何执行医嘱？鼻饲插管时应注意哪些事项？

二、实训内容

1.目的 对于不能自行经口进食的患者，如昏迷患者、口腔疾患或口腔术后患者、上消化道肿瘤引起吞咽困难的患者、不能张口的患者、破伤风患者，以及病情危重者、拒绝进食者、早产儿等，应通过鼻胃管供给食物和药物，以维持患者的营养和治疗需要。

2.准备

（1）评估解释 评估患者的年龄、病情、意识、鼻腔的通畅性、合作程度及心理状态；向患者及其家属解释鼻饲法的操作目的、方法、注意事项及配合要点。

（2）患者准备 了解鼻饲法的操作目的、方法、注意事项及配合要点；愿意配合，鼻孔通畅。

（3）环境准备 环境宽敞、清洁、无异味。

（4）护士准备 着装整洁，修剪指甲，洗手，戴口罩。

（5）用物准备 ①治疗车上层：无菌鼻饲包（内备：治疗碗、治疗巾、弯盘、胃管、液体石蜡棉球、50mL注射器、纱布、镊子）、棉签、压舌板、胶布、小药杯（盛温开水）、手电筒、听诊器、鼻饲食物（38～40℃）、广口罐（盛温开水）、弯盘、剪刀、治疗碗、水温计、别针、夹子或橡皮圈、一次性无菌或清洁手套。②治疗车下层：医疗垃圾桶、生活垃圾桶。

3.实训内容 见表2–14。

表2–14 鼻饲法

步骤	内容
评估解释	双人核对医嘱和执行单。评估患者的年龄、病情、意识、鼻腔的通畅性、合作程度及心理状态，有义齿者取下义齿；评估环境，应宽敞清洁；向患者解释操作目的、操作过程及注意事项、配合要点
核对、摆体位	备齐用物至患者床旁，核对患者床号、姓名、腕带、住院号；清醒患者取半坐卧位或坐位，昏迷患者取去枕仰卧位，头向后仰；将治疗巾铺于患者颌下，放置好弯盘；检查并清洁鼻腔

步骤	内容
插管	准备胃管：打开无菌鼻饲包，戴一次性无菌或清洁手套；用注射器注入少量空气，检查胃管是否通畅；用液状石蜡棉球或纱布润滑胃管前端 测量长度：测量胃管插入长度为 45～55cm，并做标记；插入长度一般为鼻尖经耳垂至胸骨剑突处，或由发际至胸骨剑突处的距离 实施插管：左手持纱布托住胃管，右手持镊子夹胃管前端沿一侧鼻孔缓缓插入 10～15cm 至咽喉部；如为清醒患者，嘱其吞咽，顺势将胃管随吞咽动作推送至所测的长度；如为昏迷患者，用左手将其头部托起，使下颌靠近胸骨柄，缓缓插入胃管至标记长度 确认胃管在胃内：可回抽胃液；或将胃管末端置入水中，看有无水泡冒出；或用注射器从胃管末端注入 10mL 空气，同时置听诊器于剑突下，听有无气过水声 固定胃管：确认胃管在胃内后，脱去手套；用胶布将胃管固定于患者鼻翼及面颊，贴好管路标识
灌注食物	确认体位：根据患者病情适当抬高床头 30°～40° 灌注：向胃管注入少量温水，再注入鼻饲液或药液；鼻饲结束再注入少量温水 包扎固定：鼻饲完毕，关闭胃管末端开关（无开关可将胃管反折），用橡皮圈系紧或夹子夹紧；用无菌纱布包好胃管末端，用别针固定于患者衣领或枕旁 健康教育：交代注意事项，指导适宜的灌注饮食种类及要求
拔管	核对解释：核对床号、姓名，向患者解释拔管的原因 拔管前：戴一次性清洁手套，铺治疗巾置弯盘于患者颌下，除去胶布 实施拔管：一只手用纱布包裹近鼻孔处胃管，嘱患者做深呼吸；在患者缓慢呼气时拔管，至咽喉处迅速拔出；反脱手套，包住拔出的胃管，放于弯盘内，置于治疗车下层 安置患者：清洁患者口鼻、面颊，擦去胶布痕迹，协助漱口；取下治疗巾，协助患者取舒适体位，为其整理床单位；给予饮食方面的健康指导
整理记录	整理用物，分类处理，洗手，记录拔管时间和患者反应，签名

4.注意事项

（1）插胃管前，应进行有效的护患沟通，解释鼻饲的目的及配合方法，以争取患者的理解与合作。

（2）插管长度：前发际至剑突，或鼻尖至耳垂再至剑突，长度为45～55cm。

（3）为昏迷患者插管前，应将其头部稍向后仰，插至会厌部时将其头部托起，使其下颌靠近胸骨柄，再缓缓插入胃管。

（4）插管中特殊情况的处理：如插入不畅时，应检查胃管是否盘在口中；如患者出现恶心，嘱患者深呼吸，可稍停片刻再继续插入；如患者出现呛咳、发绀、呼吸困难时，应立即将管拔出，休息片刻后再重新插管。

（5）每次灌食前，需确定胃管在胃内且通畅，再灌注食物；注食后再注入少量温开水，以防鼻饲液积存在管腔中变质，造成胃肠炎或堵塞管腔；药片应研碎、溶解后再灌入胃内；灌入速度不可过快，鼻饲液温度应适中，不可过冷或过热；若灌入新鲜果汁，应与奶液分开灌入，以防凝块的产生；在鼻饲过程中，应避免灌入空气，以防造成腹胀。

（6）鼻饲液温度为38~40℃，每日4~6次，每次250~400mL。

（7）对长期鼻饲者，应每日进行口腔护理，鼻饲用物应每日更换并消毒，每5~7天更换胃管1次，晚间喂食后拔管，次晨再从另一侧鼻孔插入。

（8）每次抽吸鼻饲液时，应反折或夹住胃管末端，鼻饲完毕应再注入温开水，并将胃管提起，使鼻饲液全部流入胃内。

（9）拔管时，用纱布包裹近鼻孔处的胃管，嘱患者深呼吸，在患者呼气时拔管，边拔边用纱布擦拭胃管，至咽喉处快速拔出，以免胃管内液体滴入气管。

三、人际沟通要点

（一）人际关系判断与思考

1.患者与家属的关系 患者需要家属的关心和支持。

2.护士与患者家属的关系 家属作为照顾者角色需要被护士所重视，应及时感知患者家属的焦急心理状态，及时安抚，指导家属观察病情并报告医护人员，并配合操作。

3.护士与患者的关系 在鼻饲法过程中，应随时询问患者感受，要有爱伤观念，尊重患者人格。观察患者病情，通过非语言沟通方式及时感知患者情绪，安抚患者心理，做到有效沟通。

（二）人际沟通需语言交流的环节

1.环境评估 在鼻饲法过程中，应随时询问患者感受，要有爱伤观念，尊重患者人格。观察患者病情，通过非语言沟通方式及时感知患者情绪，安抚患者心理，做到有效沟通。

2.核对解释 自我介绍，核对患者信息，解释操作目的、操作方法、注意事项和配合要点；了解患者身体状况、患者既往有无插管经历、鼻腔状况（鼻腔黏膜有无肿胀、炎症、鼻中隔偏曲、息肉）、既往有无鼻部疾患、评估二便。

3.鼻饲法过程中观察患者 及时安抚患者心理，随时询问患者感受，及时了解患者情况。

4.健康宣教 针对患者病情，告知鼻饲法后的注意事项；针对进展性脑梗死病史患者，进行相应的健康指导。

四、案例导入分析

（一）案例思考

针对进展性脑梗死患者，在实施鼻饲操作前，护士应思考对患者病情的评估、操作配合、胃管选择、插胃管操作方法和注意事项等。

（二）案例分析

1.环境判断 护士操作前评估环境，应确保环境安静整洁、光线充足，并向同室病友及其家属沟通并取得理解。

2.病情分析 案例中的患者为进展性脑梗死，护士应考虑患者可能存在感觉减退、失语的情况。根据患者脸部表情及肢体语言，及时观察鼻饲过程中有无呛咳、发绀、呼吸困难等。拔胃管前，护士应考虑患者对吸气、屏气、呼气时间的控制程度，可设计相应的引导手势，如在患者视野范围内用手做打招呼动作，吸气时手向上移，屏气时手停止不动，呼气时手向下移，从而在拔胃管时取得患者的充分配合，顺利拔出胃管，保证患者安全。

3.人文关怀 护士应及时安抚患者情绪，做好解释工作，取得患者配合。如与患者首次见面时，在患者能看见的范围内用手做打招呼动作，表达对患者的尊重，并询问"您能否听懂我说的话""插管前我需要问您几个问题，是您就点头，不是就摇头，好吗"等，从而建立有效沟通。护士还应学会换位思考，理解患者家属的紧张和焦虑情绪，注重心理护理。

4.其他措施 鼻饲患者应定期进行口腔护理。患者李某为进展性脑梗死，并出现失语等现象，护士还应根据医嘱实施引流管护理、语言功能训练、运动功能训练等措施。

第十五节　灌肠法

灌肠法是指将一定量的液体由肛门经直肠灌入结肠，以帮助患者清洁肠道、排便、排气或由肠道供给药物或营养，达到诊断和治疗目的的方法。根据灌肠的目的，可分为保留灌肠和不保留灌肠。不保留灌肠又分为大量不保留灌肠、小量不保留灌肠和清洁灌肠。本节重点介绍成年人大量不保留灌肠。

一、实训目标及案例导入

（一）实训教学目标

1.德育目标 培养学生细致的观察能力，良好的沟通能力；树立以患者为中心的意识，注意保护患者隐私、关心患者感受。

2.技能目标 能够根据患者病情为其正确选择灌肠液；能按照评估－准备－实施－评价的流程正确进行大量不保留灌肠操作；在灌肠过程中，能够正确及时处理患者的不良反应。

（二）护理案例及思考

患者张某，男性，37岁，在35℃户外环境连续工作6小时后，因"中暑"入院。体格检查：T40℃，P99次/分，R22次/分，BP126/78mmHg。医生医嘱：大量不保留灌肠。灌肠过程中，患者出现恐惧感，数分钟后出现面色苍白、出冷汗、剧烈腹痛、心慌等症状，患者家属十分焦虑。

请思考：如果您是张某的责任护士，该选择何种灌肠溶液法并执行相应的灌肠操作？针对患者灌肠过程中出现面色苍白、出冷汗等症状，您该如何处理？

二、实训内容

1.目的　解除便秘和肠胀气；为肠道手术、检查或分娩做准备而清洁肠道；稀释并清除肠道内的有害物质，以减轻中毒；灌入低温液体，为高热患者降低体温。

2.准备

（1）评估解释　评估患者的年龄、病情、临床诊断、意识状态、排便情况、合作程度及心理状况；向患者及其家属解释有关大量不保留灌肠的目的、方法、注意事项及配合要点。

（2）患者准备　了解灌肠的目的、方法和注意事项，并配合操作；排尿。

（3）环境准备　酌情关闭门窗，用屏风遮挡患者。室温合适，光线充足或有足够的照明。

（4）护士准备　衣帽整洁，修剪指甲，洗手，戴口罩。

（5）用物准备　①治疗车上层：消毒灌肠筒或一次性灌肠袋、24～26号肛管、0.1%～0.2%肥皂水或生理盐水、一次性治疗巾、水温计、卫生纸、液状石蜡、棉签、弯盘、一次性手套、手消毒液、输液架，根据环境情况酌情备屏风。②治疗车下层：医疗垃圾桶、生活垃圾桶、便盆。

3.实训内容　见表2-15。

表 2-15　灌肠法

步骤	内容
评估	双人核对医嘱和执行单。评估患者的年龄、病情、临床诊断、意识状态、排便情况、合作程度及心理状况；环境温度适宜，光线充足
核对	携用物至患者床旁，核对患者床号、姓名、腕带、住院号及灌肠溶液；向患者解释操作目的、操作方法、注意事项和配合要点
安置体位	松开被尾，协助患者取左侧卧位，双腿屈膝，脱裤至膝部，臀部移靠床沿
垫巾	将治疗巾铺于患者臀下，弯盘置于臀边，卫生纸放于治疗巾上；盖好盖被，只暴露臀部
挂灌肠筒	取出灌肠筒，关闭引流管开关，将灌肠液倒入灌肠筒内，测量温度。灌肠筒挂于输液架上，筒内液面高于肛门 40～60cm
润滑、排气	戴一次性手套，润滑肛管前端，松开调节开关，排尽管内气体，关闭调节器
插管灌液	左左手垫卫生纸分开臀部，暴露肛门口，嘱患者深呼吸，右手将肛管轻轻插入直肠 7～10cm，固定肛管。打开开关，使液体缓缓流入

步骤	内容
观察	在灌入液体过程中，密切观察筒内液面下降速度，患者有无异常情况
拔管	待灌肠液即将流尽时夹管，用卫生纸包裹肛管轻轻拔出，并弃于医疗垃圾桶内。擦净肛门，脱下手套，消毒双手
协助排便	协助患者取舒适的卧位，嘱其尽量保留5～10分钟后再排便。对不能下床的患者，给予便盆，将卫生纸、呼叫器放于易取处；扶助能下床的患者上厕所排便
整理记录	排便后擦净肛门，及时取出便盆和一次性治疗巾；协助患者穿裤，整理床单位，开窗通风；观察患者大便性状，必要时留取标本送检；按相关要求处理废物，洗手，记录灌肠液的种类、使用量、患者反应及排便情况，签名

4.注意事项

（1）灌肠完毕嘱患者不要立即排便，使液体保留10分钟以上。

（2）灌肠时应尽量少暴露患者肢体，准确掌握温度、浓度、流速、压力（液面距肛门40～60cm）和量。

（3）为伤寒患者灌肠时，灌肠量应小于500ml，压力要低（液面不得超过肛门30cm）。

（4）为肝昏迷患者灌肠时，不能用肥皂水，以免增加氨的产生，加重肝昏迷。

（5）禁忌证：妊娠、急腹症、消化道出血。

（6）降温灌肠时，液体应保留30分钟。排便30分钟后，测量体温并记录。

（7）在灌肠过程中，如患者出现面色苍白、出冷汗、剧烈腹痛、心慌气急、脉速，应立即停止灌肠，与医生联系给予处理。

（8）待灌肠液即将流尽时，关闭灌肠管。用卫生纸包裹肛管，左手持卫生纸抵住肛门，避免空气进入肠道随灌肠液和粪便流出。

三、人际沟通要点

（一）人际关系判断与思考

1.患者与家属的关系　患者需要家属的关心和支持。

2.护士与患者家属的关系　家属作为照顾者角色需要被护士重视，应及时感知患者家属的焦急心理状态并及时安抚；指导家属观察患者病情并及报告医护人员，配合操作。

3.护士与患者的关系　灌肠过程中应及时安抚患者心理，消除恐惧感；随时询问患者感受，要有爱伤观念，尊重患者人格，保护患者隐私。观察患者病情，准确评判灌肠过程中出现的异常情况，及时给予相应处理。

4.病友关系 向邻床病友解释操作后可能有排便情况，取得理解和尊重。

（二）人际沟通需语言交流的环节

1.环境评估 关门窗，酌情使用屏风遮挡，保护患者隐私和保暖；向同室病友及其家属沟通并取得理解。

2.核对解释 自我介绍，核对患者信息，解释灌肠的目的、操作方法、注意事项和配合要点；评估患者身体状况、排便情况；针对病情需要对灌肠液的温度做出具体解释。

3.灌肠过程中观察患者 及时安抚患者心理；随时询问患者感受，及时了解患者情况。

4.健康宣教 针对病情，告知灌肠后的注意事项。

四、案例导入分析

（一）案例思考

对中暑高热需要紧急实施灌肠物理降温的男性患者，护士应思考评估患者病情、对灌肠的接受和配合程度、隐私保护、灌肠液选择、温度要求、操作方法、保留时间和注意事项等。

（二）案例分析

1.环境要求 护士操作前应关闭门窗，酌情使用屏风，注意保护患者隐私和保暖。

2.病情判断 案例中的患者是一名中暑男性患者，护士在患者清醒情况下向其解释操作目的和过程，取得患者配合。正确选择4℃的生理盐水进行灌肠，灌肠后交代保留时间及注意事项等。在操作过程中，护士应密切观察病情变化，如患者出现面色苍白、出冷汗、剧烈腹痛、心慌等现象，应及时停止灌肠并进行相应处理。根据患者病情需要，护士还可考虑给予其他降温护理措施，如使用冰帽等。

3.人文关怀 案例中患者灌肠过程中出现恐惧感，护士应及时安抚患者情绪，做好解释工作；学会换位思考，理解患者家属的紧张和焦虑情绪，给予其相应的语言和非语言沟通，注重心理护理，及时解除焦虑情绪。

4.其他措施 如患者张某在灌肠过程中出现面色苍白、出冷汗、剧烈腹痛、心慌等情况，可应用生命体征检测、建立静脉通路、氧气吸入等护理措施。

第十六节　留置导尿术

导尿术是指在严格无菌操作下，用导尿管经尿道插入膀胱引流尿液的方法。留置导尿术是在导尿后，将导尿管保留在膀胱内，以持续引流尿液的方法。导尿术易引起医源性感染，如在导尿过程中因操作不当而造成膀胱、尿道黏膜的损伤；使用的导尿物品被污染、操作过程中违反无菌原则等原因均可导致泌尿系统的感染。因此，护士为患者导尿时必须严格遵守无菌技术操作原则及操作规程。本节介绍女性留置导尿术。

一、实训目标及案例导入

（一）实训教学目标

1.德育目标　关心、体贴患者，能换位思考，注意保护患者的隐私；操作中严格执行无菌操作，有为患者生命安全负责的意识；能与患者进行有效沟通，消除患者对导尿的恐惧与担心。

2.技能目标　掌握导尿术的基本知识和基本技能；在实际操作中，能独立、正确、熟练地完成导尿术操作，掌握留置导尿期间防止泌尿系统逆行感染的措施。

（二）护理案例及思考

患者周某，女性，65岁，门诊以"脑梗死"收入住院，既往有高血压史。体格检查：T38.4℃，P96次/分，R20次/分，BP168/92mmHg，患者神志清楚，口角㖞斜，语言不清晰，右侧肢体偏瘫，小便失禁，患者及其家属十分困扰和焦虑。医生医嘱：留置导尿。

请思考：如果您是周某的责任护士，该如何执行导尿术医嘱？针对患者及其家属的困扰和焦虑，您该如何进行心理疏导？

二、实训内容

1.目的　在抢救危重、休克患者时，应正确记录每小时尿量并测量尿比重，密切观察患者的病情变化。对于盆腔手术患者，需排空膀胱，使膀胱持续保持空虚的状态，以避免术中误伤。某些泌尿系统疾病手术后，应留置导尿管，便于引流和冲洗，同时可减轻手术切口的张力，从而促进切口的愈合。对于尿失禁或会阴部有伤口的患者，应引流尿液，以保持会阴部的清洁干燥。此外，对于尿失禁患者，还应进行膀胱功能训练。

2.准备

（1）**评估解释**　评估患者的年龄、性别、病情、临床诊断、导尿目的、意识状态、生命体征、合作程度、心理状况、生活自理能力及膀胱充盈度，同时检查会阴部皮肤黏膜情况及清洁度。向患者及其家属详细解释留置导尿术的目的、方法、注意事项及配合要点，并根据患者的自理能力，指导其清洁外阴。

（2）**患者准备**　患者及其家属了解留置导尿术的目的、意义、过程、注意事项及配合操作的要点；清洁外阴，做好导尿的准备，若患者无自理能力，应协助其进行外阴清洁；学会在活动时防止导尿管脱落的方法等。

（3）**环境准备**　酌情关闭门窗，用床帘或屏风遮挡患者。保障合适的室温、充足的光线及足够的照明。

（4）**护士准备**　着装整洁，修剪指甲，洗手，戴口罩。

（5）用物准备 ①治疗车上层：治疗盘、弯盘、一次性无菌导尿包、一次性垫巾或小橡胶单、治疗巾、无菌持物钳、大浴巾，按医嘱备标本容器、标识卡、手消毒液。②治疗车下层：医疗垃圾桶、生活垃圾桶，酌情备便盆。③其他：根据环境，酌情备屏风。

3.实训内容 见表2-16。

表 2-16 女性留置导尿术

步骤	内容
评估	双人核对医嘱和执行单。评估患者的年龄、性别、病情、临床诊断、导尿目的、意识状态、生命体征、合作程度、心理状况、生活自理能力、膀胱充盈度、会阴部皮肤黏膜情况及清洁度，患者保持外阴清洁
核对解释	携用物至患者床旁，核对患者床号、姓名、腕带、住院号；向患者解释操作目的、方法、注意事项和配合要点
准备	移动床旁椅至操作同侧的床尾，将便盆放置于床尾床旁椅上；松开床尾盖被，协助患者脱去对侧裤腿，将脱下的裤腿盖在近侧腿部，盖上浴毯，对侧腿部用盖被遮盖
安置体位	协助患者取屈膝仰卧位，两腿略外展，充分暴露外阴。将小橡胶单和治疗巾垫于患者臀部下方，弯盘置于近外阴处备用
初步消毒	准备阶段：消毒双手，核对并检查导尿包后打开，取出初步消毒所需用物，将消毒液棉球倒入小方盘内 消毒阶段：左手戴手套，右手持镊子夹取消毒液棉球，初步消毒阴阜、对侧大阴唇、近侧大阴唇。用戴手套的左手分开大阴唇，继续消毒小阴唇、尿道口至肛门 清理阶段：将污棉球置于弯盘内；消毒完毕后脱下手套，也将手套置于弯盘内，然后将弯盘及小方盘移至床尾处（或治疗车下）
再次消毒	准备无菌区域：用消毒液再次消毒双手后，将导尿包置于患者两腿之间；按照无菌操作原则打开治疗巾，取出无菌手套并戴好；接着取出孔巾，铺在患者外阴处并暴露会阴部 准备导尿管：按操作顺序整理好用物，取出导尿管，用润滑液棉球润湿导尿管前端；根据需要将导尿管和集尿袋的引流管连接，并取新的消毒液棉球放于弯盘内备用 再次消毒：将弯盘置于外阴处，一只手分开并固定小阴唇，另一只手持镊子夹取消毒液棉球，分别消毒尿道口、两侧小阴唇（包括尿道口周围）；消毒完毕后，将污棉球、弯盘、镊子放于床尾弯盘内
插入导尿管	将方盘置于孔巾口旁，嘱患者张口呼吸以放松；用另一个镊子夹持导尿管对准尿道口，轻轻插入尿道；见尿液流出后，再插入 5～7cm。必要时留取尿液标本送检

步骤	内容
固定导尿管 ↓	将导尿管末端连接集尿袋；根据导尿管上注明的气囊容积，用注射器向气囊注入等量的无菌液体；轻拉导尿管，如有阻力感，证实导尿管已固定在膀胱内
连接集尿袋 ↓	夹闭引流管，撤下孔巾，擦净会阴部，脱下手套；将集尿袋从大腿上引出，固定在低于膀胱高度的床沿处，开放导尿管。固定引流管时，应留出适当的长度，以防牵拉和折叠
整理记录	协助患者穿好裤子，取舒适体位，整理床单位，给予健康教育；整理用物，分类处理，洗手，记录导尿时间、尿量、颜色及患者反应，签名

4.注意事项

（1）严格执行查对和无菌操作原则。

（2）操作过程中要注意保护患者隐私，并适当保暖。

（3）对膀胱高度膨胀、极度虚弱者，首次导尿量不能超过1000mL。

（4）插入导尿管的动作应轻柔，以防损伤尿道黏膜；若插入时有阻挡感，可更换方向再次插入；男性尿道有两个弯曲，应按解剖特点变换阴茎位置，以利于插入导尿管。

（5）老年女性尿道口回缩，插管时需仔细观察，避免误入阴道。如误入阴道，应更换无菌导尿管，然后重新插管。

（6）为避免损伤和导致尿路感染，必须掌握男性和女性尿道的解剖结构。

（7）当气囊导尿管固定时，注意不能过度牵拉导尿管，以防膨胀的气囊卡在尿道内口导致损伤。

（8）留置导管需每日进行尿道口护理，保持引流通畅，避免导尿管受压、扭曲、堵塞等导致泌尿系统感染；活动时避免抬高或挤压导尿管，防止尿液反流导致感染。

三、人际沟通要点

（一）人际关系判断与思考

1.患者与家属的关系　患者需要家属的关心和支持。

2.护士与患者家属的关系　家属作为照顾者，其角色需被护士重视；如案例中的老年患者，护士需及时感知家属的焦急心理状态，及时安抚，指导家属观察病情并报告医护人员，配合操作。

3.护士与患者的关系　导尿过程中应随时询问患者感受，尊重患者人格，保护患者隐私；观察患者病情，如出现虚脱现象，及时处理。

4.病友关系　向邻床病友解释操作中需保护隐私，以取得理解和尊重。

（二）人际沟通需语言交流的环节

1.环境评估　关门窗，酌情使用屏风遮挡，以保护患者隐私和保暖；与同室病友及其家属沟通，请男家属回避。

2.核对解释 自我介绍，核对患者信息，解释操作目的、操作方法、注意事项和配合要点。

3.导尿过程中观察患者 随时询问患者感受，及时了解情况。

4.健康宣教 告知导尿管留置期间注意事项，防止逆行感染的发生；针对患者有高血压史，进行相应的健康指导。

四、案例导入分析

（一）案例思考

针对老年女性尿失禁患者实施留置导尿术，护士应思考患者病情、操作前的心理状态、隐私保护、尿道口评估、导尿操作方法、患者配合及注意事项等。

（二）案例分析

1.环境要求 护士在操作前应关闭门窗，酌情使用屏风遮挡，以保护患者隐私和保暖。

2.病情判断 患者有小便失禁的情况，护士应注意其外阴部皮肤情况，了解是否有尿路感染的症状；同时考虑患者年龄和尿道口回缩问题，插管时仔细观察，避免误入阴道。

3.人文关怀 患者神志清醒，小便失禁易产生羞愧心理，护士应尊重患者及其家属，了解他们的需求；针对患者及家属的焦虑情绪，护士应换位思考，给予语言和非语言沟通，动作轻柔，及时解除焦虑。

4.其他措施 护士应掌握防止泌尿系统逆行感染的措施，如定期清洁尿道口、更换集尿袋及导尿管、留置导尿期间多饮水等；针对患者有高血压史，考虑定时监测血压及给予相关健康指导；患者右侧肢体偏瘫而长期卧床时，做好皮肤护理、饮食护理、功能训练等。

第十七节 药液抽吸

药液抽吸术是用注射器抽吸适量药液，为注射做准备。在临床护理中，使用注射器抽吸安瓿中的药液是护士常用的操作方法。在抽吸药液的过程中，操作手法直接影响配药的速度和安全性。若抽吸方法不当，很容易造成药液污染。本节主要介绍药液抽吸术的操作方法。

一、实训目标及案例导入

（一）实训目标

1.德育目标 培养爱伤观念，操作严谨、科学、规范，坚持"三查八对"的护理安全意识。

2.技能目标 掌握药液抽吸术的基本知识和基本技能，在实际操作中，能正确按医嘱配制药液并掌握相关注意事项。

（二）护理案例及思考

患者刘某，男性，30岁。在搬家时意外被生锈的铁钉刺伤，随后出现局部红肿、疼痛，前往医院就诊。经医生初步判断可能患有破伤风，需注射破伤风抗毒素（tetanus Antitoxin，TAT）。护士在为患者注射TAT前，需对其进行皮试，现需进行皮试液配制工作。

请思考：假如您是该护士，将如何进行药液配制，有哪些注意事项？

二、实训内容

1.目的 用注射器抽吸适量药液，为注射做准备。

2.准备

（1）环境准备 操作环境应清洁、安静、光线适宜，适宜进行操作。在操作前半小时应停止清扫，以免尘埃飞扬；操作台应保持清洁、干燥、平坦，物品布局合理。

（2）护士准备 衣帽整洁，修剪指甲，洗手，戴口罩。

（3）用物准备 ①治疗车上层：治疗盘、无菌持物钳及筒、75%乙醇、无菌棉签、无菌纱布或棉球、砂轮、弯盘、启瓶器、注射器及针头。按医嘱准备注射药液、医嘱卡、无菌盘、手消毒液。②治疗车下层：锐器盒、医疗垃圾桶、生活垃圾桶。

3.实训内容 见表2-17。

表 2-17　药液抽吸法

步骤	内容
评估	双人核对医嘱和执行单；评估给药目的、方法及操作环境；环境整洁，光线充足，符合无菌操作要求；按无菌操作要求铺无菌盘
核对检查	备齐用物，双人核对药物名称、浓度、剂量、用法、时间、药品有效期；检查药液质量
药液抽吸	自安瓿内抽吸药液：将安瓿尖端药液弹至体部；用砂轮在安瓿颈部划一道锯痕；用75%乙醇棉签消毒安瓿颈部；垫上无菌纱布或棉球，折断安瓿；持注射器，针头斜面向下置入安瓿内的液面下；持活塞柄，抽动活塞，抽吸药液 自密封瓶内抽吸药液：除去密封瓶盖中心部分，进行消毒，待干；在注射器内吸入与所需药液等量的空气；用食指固定针栓，将针头插入瓶内，注入空气；倒转药瓶，使针头在液面下，抽吸药液至所需量；用食指固定针栓，拔出针头
排尽空气	将针头垂直向上；轻拉活塞；注射器乳头偏向一旁，使气泡集中于乳头根部；驱出气体
保持无菌	再次核对无误后，将安瓿、密封瓶套上，放于无菌盘内备用
操作后处理	整理用物，分类处理，洗手，记录

4.注意事项

（1）严格执行无菌操作原则和查对制度。

（2）抽药时不能握住活塞体部，以免污染注射器内壁和药液；排气时不可浪费药液，以确保药量的准确性。

（3）根据药液的性质而进行抽吸：混悬剂需摇匀后立即抽吸；抽吸结晶、粉剂药物时，应用无菌生理盐水、注射用水或专用溶媒将其充分溶解后再抽吸；油剂可稍加温（药液遇热易破坏者除外）或双手对搓药瓶后，用稍粗的针头抽吸。

（4）药液需现用现配，避免药液污染和效价降低。

（5）用尽药液的安瓿或密封瓶不可立即丢弃，应留待注射时再次查对。

三、人际沟通要点

1.人际关系判断与思考　以破伤风皮试前配药准备为例，注意双人核对环节的沟通。

2.人际沟通　医嘱核对时的沟通；药物核对时的沟通。

四、案例导入分析

（一）案例思考

护士应根据案例中患者的情况，考虑在皮试液的配制过程中，如何抽吸药液、如何确保剂量准确及相关的注意事项等。

（二）案例分析

1.环境判断　药液配制环境干净整洁，空间宽敞，30分钟内未进行清扫，才可适宜进行无菌操作。

2.病情分析　案例中患者被生锈铁钉刺伤，护士遵医嘱为其注射破伤风抗毒素。注射前需先行药物皮试，皮试液的配制浓度、剂量和方法需正确，剂量需准确。在进行药液抽吸操作时，护士应遵守给药原则并树立安全意识。破伤风皮试液需现配现用，配制好的药液为保持无菌，应核对后再置于无菌盘内备用，不可长时间放置。药液配制抽吸需准确，不可浪费药液。患者药物皮试可能呈阳性，护士应做好脱敏注射药液的配制准备。

3.人文关怀　配制药液前，护士应评估患者的心理状态，理解患者因伤口疼痛、对刺伤引发感染及可能导致破伤风的担忧，及时给予适当的安抚和关怀。

4.其他措施　对患者刺伤部位进行清创和换药护理，提供饮食护理和皮肤护理指导，注意体温监测和其他病情变化观察等。

第十八节　皮内注射

皮内注射是将少量药液或生物制品注射于表皮与真皮之间的技术。根据注射目的的不同，护士会选择不同的注射部位，包括前臂掌侧下段、上臂三角肌下缘及实施局部麻醉处的局部皮肤。本节主要介绍前臂掌侧下段皮内注射术的操作方法。

一、实训目标及案例导入

（一）实训教学目标

1. 德育目标　培养爱伤观念，尊重和保护患者隐私的职业精神；操作严谨、科学、规范，坚持"三查八对"的护理安全意识。

2. 技能目标　掌握皮内注射术的基本知识和基本技能，在实际操作中能正确配制皮试液，并能熟练掌握相关注意事项。

（二）护理案例及思考

患者贾某，男性，36岁。在搬家时发生意外受伤，擦伤处皮肤破溃且未进行消毒处理。3天后，擦伤皮肤处红肿，并有脓性分泌物渗出。测量体温为38.5℃，随即到医院就诊。经血常规检查，提示为细菌性感染。当班护士王某接到临时医嘱，需立即为患者进行青霉素皮试。

问题：假如您是护士，该如何执行这个临时医嘱？操作前后有何注意事项？

二、实训内容

1. 目的　进行药物过敏试验，以观察患者有无过敏反应；进行预防接种。

2. 准备

（1）评估及解释

1）评估：患者的病情、治疗情况、用药史、过敏史及家族史；了解患者的意识状态、心理状态、对用药的认知程度及合作意愿、对疼痛的敏感度；检查注射部位的皮肤状况；询问患者是否有饥饿、头晕、心悸、气短等身体不适情况。

2）解释：向患者及其家属解释皮内注射的目的、操作方法、注意事项、配合要点、药物作用及不良反应。

（2）环境准备　环境清洁、安静，光线适宜，适合操作；操作前半小时停止清扫，避免尘埃飞扬。

（3）护士准备　衣帽整洁，修剪指甲，洗手，戴口罩。

（4）患者准备

1）了解皮内注射的目的、方法、注意事项、配合要点、药物作用及不良反应。

2）取舒适体位，暴露注射部位。

（5）用物准备

1）治疗车上层放置：①注射盘、无菌持物镊、皮肤消毒液（0.5%碘伏、75%乙醇）、无菌棉签、无菌纱布或棉球、砂轮、弯盘、启瓶器。②无菌盘、1mL注射器、4½号针头、注射药液（按医嘱准备）、做药物过敏试验时应备皮试急救盒（内含0.1%盐酸肾上腺素1mg、地塞米松磷酸钠5mg、盐酸异丙嗪注射液25mg及1mL注射器）。③注射执行单，作为药液配制及操作核对时的依据。④手消毒液。

2）治疗车下层放置：①锐器盒。②医疗垃圾桶。③生活垃圾桶。

3.实训内容 见表2-18。

表2-18 皮内注射

步骤	内容
评估	双人核对医嘱和注射执行单；评估患者病情、用药史、过敏史、家族史、注射部位皮肤情况等；环境整洁，光线充足，适合操作
药液抽吸	双人核对药物，按医嘱配制药物皮试液，抽吸注射药液，并置于无菌盘内
核对解释	备齐用物至病床旁，核对患者床号、姓名、腕带和住院号，向患者解释操作目的、注意事项和配合要点
定位消毒	根据注射目的选择注射部位，用75%乙醇消毒患者前臂掌侧下段皮肤，待干
核对、排气	二次核对患者床号、姓名、药物名称、浓度、剂量、用法、给药时间、药品有效期；排尽注射器内空气
穿刺、推药	左手绷紧局部皮肤，右手以平执式持注射器，针尖斜面向上，使针头与皮肤呈5°进针；待针头斜面完全进入皮肤后，放平注射器，用左手拇指固定针栓，注入药液0.1mL，使局部隆起形成一个半球形皮丘，皮肤变白并显露毛孔
拔针观察	注射完毕，迅速拔出针头（勿用棉签按压针眼），向患者交代注意事项（嘱患者勿按注射部位，勿离开病房，有任何不适随时按床头铃呼叫医护人员）
再次核对	操作后再次查对，观察皮丘情况，记录操作时间
操作后处理	协助患者取舒适体位，整理床单位；清理用物，分类处理，洗手
观察记录	20分钟后观察结果，记录并签全名

4.注意事项

（1）严格执行无菌操作原则和查对制度。

（2）做药物过敏试验前，护士应详细询问患者的用药史、过敏史及家族史。如患者对需要注射的药物有过敏史，则不可做皮试，应及时与医生联系，更换其他药物。

（3）在做药物过敏试验时，需消毒皮肤，此时忌用含碘消毒剂，以免着色影响对局部反应的观察，或与碘过敏反应相混淆。

（4）为患者做药物过敏试验前，要备好急救药品，以防发生意外。

（5）皮试阴性者，其皮丘直径应小于1cm，无红晕和伪足。如皮试结果不能确认或怀疑假阳性时，应采取对照试验。方法：另备注射器及针头，在另一前臂相应部位注入0.1mL生理盐水，20分钟后对照观察反应。

（6）药物过敏试验结果如为阳性反应，应告知患者或家属，不能再用该种药物，并记录在病历上。

三、人际沟通要点

1.人际关系的判断与思考。案例情景是青霉素皮试。青霉素虽毒性较低，但过敏反应发生率在各种抗生素中较高，常发生于多次接受青霉素治疗者，偶见于初次用药的患者。故护士在与患者沟通时，用药史、过敏史及家族史等方面的询问最为主要。

2.人际沟通需要语言交流的几个环节。

（1）与同事双人核对医嘱中的交流。

（2）评估患者时的交流，包括自我介绍、了解患者情况、解释操作目的等。

（3）操作中通过交流分散患者的注意力，减轻其紧张情绪。

（4）操作后告知患者注意事项，如有不适反应需及时反馈等。

（5）及时发现患者的心理状态，在操作中体现爱伤观念和人文关怀。

四、案例导入分析

（一）案例思考

针对外伤并发感染需行青霉素过敏试验的案例，护士需思考过敏性试验的适应证、试验前对患者的评估、皮试结果的判断及可能出现的过敏反应需紧急抢救处理等。

（二）案例分析

1.**环境判断**　护士在操作前判断操作环境光线是否充足明亮，观察患者皮肤颜色、有无皮疹、有无瘢痕等。

2.**病情分析**　患者为青年男性，护士在操作前应详细询问患者的用药史、药物过敏史及家族过敏史等。观察患者的感染性发热、局部伤口及疼痛情况。注意患者当前心理状态，了解患者对用药目的的认知、疼痛的敏感度及是否用过餐等。注重人文关怀，取得患者配合。护士需针对过敏试验可能发生的情况做好抢救准备，熟悉急救盒内物品及使用方法，掌握青霉素过敏反应的临床表现、急救方法和步骤，一旦发生能迅速进行抢救。皮内注射结果判断要科学准确，确保用药安全。

3.**人文关怀**　皮内注射疼痛感较强烈，护士应注意观察、感知患者的紧张和焦虑心理。动作尽量轻柔、剂量注射准确，注意患者对疼痛的反应，及时做好安抚。

4.**其他措施**　两名护士对药物皮内试验结果进行评估和判断，测量皮丘直径，观察红晕和伪足现象。操作完成后，护士将皮试结果标注在病历夹、体温单、医嘱单、床头卡上，同时将结果告知患者及其家属。

第十九节　皮下注射

皮下注射是将少量药液或生物制品注入皮下组织的技术。根据注射目的的不同，选择的注射部位也有所不同。常见的注射部位包括上臂三角肌下缘、双侧腹部（耻骨联合以上1cm、最低肋缘以下约1cm、脐周2.5cm以外的区域）、背部、大腿前外侧1/3处、臀部外上侧等。本节主要介绍皮下注射操作的相关内容。

一、实训目标及案例导入

（一）实训教学目标

1.德育目标 培养爱伤观念，具有尊重和保护患者隐私的职业精神；操作严谨、科学、规范，坚持"三查八对"的护理安全意识。

2.技能目标 掌握皮下注射的基本知识和基本技能，在实际操作中能正确选择皮下注射部位；掌握相关注意事项。

（二）护理案例及思考

唐某，男性，35岁，来医院就诊，主诉"无明显诱因出现口渴、多饮、多尿、消瘦半年余"。入院时测量血糖为20mmol/L，临床诊断为2型糖尿病。经治疗后病情稳定，现于内分泌科住院。其医嘱为门冬胰岛素6U，餐前30分钟皮下注射，每日3次。

请思考：假如您是治疗班护士，将如何实施此操作？操作前后有何注意事项？

二、实训内容

1.目的 注入小剂量药物，用于不宜口服给药而需在一定时间内发生药效时，如胰岛素注射；掌握预防接种、局部麻醉用药方法。

2.准备

（1）评估及解释

1）评估：患者的病情、治疗情况、用药史、过敏史；患者的意识状态、心理状态、肢体活动能力、对用药的认知及合作程度；注射部位的皮肤及皮下组织情况；患者是否有饥饿、头晕、心悸、气短等身体不适。

2）解释：向患者及其家属解释皮下注射的目的、方法、注意事项、配合要点；介绍药物的作用及可能发生的不良反应。

（2）环境准备 环境清洁、安静，光线适宜，适合操作，必要时用屏风遮挡患者。

（3）护士准备 衣帽整洁，修剪指甲，洗手，戴口罩、手套。

（4）患者准备 了解皮下注射的目的方法、注意事项、配合要点、药物作用及不良反应；协助患者取舒适体位，暴露注射部位。

（5）用物准备 ①治疗车上层：治疗盘、无菌持物镊、皮肤消毒液（0.5%碘伏、75%乙醇）、无菌棉签、无菌纱布或棉球、砂轮、弯盘、启瓶器、无菌盘、1~2mL注射器、5~6号针头、注射药液（按医嘱准备）、注射执行单、手消毒液。②治疗车下层：锐器盒、医疗垃圾桶、生活垃圾桶。

3.实训内容 见表2-19。

表 2–19 皮下注射

步骤	内容
评估	双人核对医嘱和注射执行单；评估患者病情、用药史、过敏史、注射部位皮肤情况；环境整洁，光线适宜，适合操作；患者进餐的准备情况
药液抽吸	双人核对药物，按医嘱抽吸药液，置于无菌盘内
核对解释	备齐用物至患者床旁，核对患者姓名、床号、腕带和住院号；向患者解释操作目的、操作方法、注意事项和配合要点
定位消毒	根据治疗目的选择注射部位，常规消毒皮肤，待干
核对排气	二次核对患者床号、姓名、药物名称、浓度、剂量、用法、时间、药品有效期，排尽注射器内空气
进针推药	左手绷紧局部皮肤，右手以平执式持注射器，食指固定针栓；针尖斜面向上，与皮肤呈 $30°\sim40°$，快速将针梗的 $1/2\sim2/3$ 刺入皮下；松开绷紧皮肤的手，抽动活塞，如无回血，应缓慢推注药液
拔针按压	注射完毕，用无菌干棉签轻压针刺处，快速拔针，按压至不出血为止
再次核对	再次核对患者信息、药物信息等
操作后处理	观察注射后的疗效及不良反应；协助患者取舒适体位，整理床单位；酌情对患者进行健康教育，如指导患者进食时间等
整理记录	清理用物，分类处理，洗手，记录注射时间、药物名称、浓度、剂量及患者的反应等，签名

4.注意事项

（1）严格执行无菌操作原则和查对制度。

（2）刺激性强的药物不宜用皮下注射法。

（3）对长期皮下注射者，应有计划地经常更换注射部位，防止局部产生硬结。

（4）对过于消瘦者，护士可捏起其局部组织，适当减小进针角度。

三、人际沟通要点

1.人际关系判断与思考。案例情景是对糖尿病患者行胰岛素注射。因多数 2 型糖尿病患者需长期进行胰岛素注射，故对患者皮下注射相关知识的沟通，尤其是注射部位的沟通最为主要。

2.人际沟通需要语言交流的几个环节。

（1）询问患者对胰岛素注射相关知识的了解情况。

（2）了解患者既往对胰岛素的使用情况。

（3）判断所核对的药物是否可正常使用。

四、案例导入分析

（一）案例思考

针对糖尿病患者胰岛素注射治疗的案例，护士应思考患者病情、胰岛素注射治疗史、药液剂量、操作方法及注意事项等。

（二）案例分析

1.环境判断 护士操作前需判断病房是否为多人间、操作空间是否宽敞、床边有无围帘遮挡、病室是否清洁、无菌技术操作是否符合要求、光线是否明亮等，为操作做好准备。

2.病情分析 患者为青年男性，出现多饮、多食、多尿等症状；护士需了解患者角色适应的情况，评估其对胰岛素注射治疗目的和配合知识的了解程度；注射前评估患者对疼痛的耐受度，获得患者的配合；注射后，患者有突发低血糖的风险，护士应关注患者是否提前准备好了饮食，并嘱咐其定时进食；患者如出现不适，应及时按床头呼叫铃通知医护人员；对于长期注射胰岛素的患者，护士应指导患者建立轮流交替注射部位的计划，更换注射部位，以促进药物的充分吸收。

3.人文关怀 患者对疾病知识和胰岛素注射技术不了解，易产生紧张和不安的心理，护士应及时给予安抚，轻柔准确地完成操作。患者为年轻男性，突发疾病住院，可能出现角色冲突的情况，护士应加强疾病的健康教育，帮助患者适应角色，协助患者获得社会支持和人文关怀。

4.其他措施 出院前，护士应指导患者自我注射胰岛素，胰岛素泵正确使用方法。监测血糖指标、预防糖尿病并发症均是需要考虑的后续护理措施。

第二十节　肌内注射

肌内注射是将一定量药液注入肌肉组织的方法。注射部位一般选择肌肉丰厚且距大血管及神经较远的区域，其中最常注射的部位为臀大肌，其次为臀中肌、臀小肌、股外侧肌及上臂三角肌。本节主要介绍肌内注射操作的相关内容。

一、实训目标及案例导入

（一）实训教学目标

1.德育目标 培养爱伤观念，具有尊重和保护患者隐私的职业精神。操作严谨、科学、规范，坚持"三查八对"的护理安全意识。

2.技能目标 掌握肌内注射的基本知识和基本技能。在实际操作中能按医嘱正确选择注射部位，并掌握相关注意事项。

（二）护理案例及思考

患者贾某，女性，45岁，因工作时被生锈的铁钉刺伤足底，伤口未做正规处理，于伤后7天出现张口困难、苦笑面容、颈部强直，继而出现角弓反张，诊断为破伤风而入院。医嘱：破伤风抗毒素注射液1500U肌内注射，立即执行。半小时前已行破伤风抗毒素过敏试验，结果为阴性，患者自述无特殊不适，现遵医嘱准备实施肌内注射。

请思考：假如您是当班护士，该如何实施操作？针对该患者，有哪些需要注意的事项？

二、实训内容

1.目的　用于不宜或不能静脉注射，且要求比皮下注射更快发生药效时；掌握接种预防疫苗。

2.准备

（1）评估及解释

1）评估：患者的病情、治疗情况、用药史、过敏史；患者的意识状态、心理状态、肢体活动能力、对用药的认知及合作程度；注射部位的皮肤及肌肉组织情况；患者是否有饥饿、头晕、心悸、气短等身体不适。

2）解释：向患者及其家属解释肌内注射的目的、方法、注意事项、配合要点、药物作用及不良反应。

（2）环境准备　环境清洁、安静，光线适宜，适合操作，必要时用屏风遮挡患者。

（3）护士准备　衣帽整洁，修剪指甲，洗手，戴口罩。

（4）患者准备　了解皮内注射的目的、方法、注意事项、配合要点、药物作用及不良反应；协助患者采取舒适体位，暴露注射部位。

（5）用物准备　①治疗车上层：治疗盘、无菌持物镊、皮肤消毒液（0.5%碘伏、75%乙醇）、无菌棉签、无菌纱布或棉球、弯盘、启瓶器、无菌盘、2～5mL注射器、6～7号针头、注射药液（按医嘱准备）、注射执行单、手消毒液。②治疗车下层：锐器盒、医疗垃圾桶、生活垃圾桶。

3.实训内容　见表2-20。

表2-20　肌内注射

步骤	内容
评估	双人核对医嘱和注射执行单；评估患者病情，询问用药史、过敏史，评估注射部位皮肤情况；环境整洁、安静，光线充足，适合操作
药液抽吸	双人核对药物，按医嘱抽吸药液，置于无菌盘内
核对解释	备齐用物至患者床旁，核对患者床号、姓名、腕带、住院号；向患者解释操作目的、操作方法、注意事项和配合要点

步骤	内容
安置体位	根据患者病情采用适宜的体位（侧卧位、俯卧位、仰卧位或坐位）
定位消毒	根据注射原则和患者病情选择注射部位，常规消毒皮肤，待干
核对排气	二次核对患者床号、姓名、药物名称、浓度、剂量、用法、时间、药品有效期；排尽注射器内空气
进针推药	左手拇指、食指绷紧局部皮肤，右手以执笔式持注射器，以中指固定针栓，垂直进针，迅速刺入针梗的 1/2 或 2/3，松开绷紧皮肤的手，抽动活塞，如无回血则缓慢注射药液
拔针按压	注射完毕，用无菌干棉签轻压针刺处，快速拔针，按压至不出血为止
再次核对	操作后再次核对
操作后处理	观察注射后反应，协助患者穿衣并取舒适体位，整理床单位
整理记录	清理用物，分类处理，洗手，记录注射时间、药物名称、药物浓度、药物剂量及患者的反应等，签名

4.注意事项

（1）严格执行无菌操作原则和查对制度。

（2）同时注射两种或两种以上药物时，应注意配伍禁忌。

（3）对两岁以下的婴幼儿不宜采取臀大肌注射法，因其臀大肌尚未发育好，注射时有损伤坐骨神经的危险，最好选择股外侧肌、臀中肌和臀小肌注射。

（4）注射中若针头折断，则应先稳定患者情绪，并嘱其保持原位不动，固定局部组织，以防断针或移位，同时尽快用无菌止血钳夹住断端取出；如断端全部埋入肌肉，应速请外科医生处理。

（5）对需长期注射者，应交替更换注射部位，并选用细长的针头，以避免或减少硬结的发生。

三、人际沟通要点

1.人际关系判断与思考　案例情景是行破伤风抗毒素注射液肌内注射，成年人多数选择臀大肌进行注射，因注射部位较为隐私，在沟通中要告知患者注射部位选择的原因，安抚患者不要过于紧张。

2.人际沟通需要语言交流的几个环节

（1）询问患者对肌内注射相关知识的了解情况及对本次操作的配合情况。

（2）了解患者对破伤风抗毒素药物的认识，针对患者的心理状态，护士需耐心安慰患者，向其介绍成功治愈的病例，缓解其焦虑情绪。同时，与患者家属沟通，告知家属患者的病情和护理要点，指导家属给予患者关心和支持。

（3）判断所核对的药物是否可正常使用。

四、案例导入分析

（一）案例思考

针对外伤感染使用破伤风抗毒素治疗的患者，护士要思考肌内注射部位的选择、定位方法、药物相关知识、病情观察等。

（二）案例分析

1.环境判断　护士在操作前判断门诊注射室环境干净整洁、适宜无菌操作；还应观察等候注射患者的性别及人数，注射空间是否有屏风或拉帘等遮挡设施。

2.病情分析　患者由于受伤而行肌内注射治疗，护士应注意患者受伤及行走情况，选择合适的注射部位；关注患者的疼痛耐受情况和其他治疗等；考虑患者有迟发性过敏反应的可能，故门诊患者注射结束后仍需被留观至少半小时，无不适方可离开；关心患者受伤部位的局部处理与包扎，在注射时避免触碰受伤部位而引起患者疼痛；肌内注射可能造成局部硬结，护士可教会患者热敷、物理治疗等处理方法。

3.人文关怀　肌内注射引起注射部位疼痛会导致患者痛苦不适，易紧张，护士应及时沟通和理解患者的感受，帮助患者消除紧张情绪。患者为女性，在门诊注射时，护士应尊重患者，保护隐私；护士在操作前准备好屏风或拉好床帘，尽量减少身体暴露部分；在操作过程中与患者进行适当的沟通，告知其操作的进展，让患者感到尊重。

4.其他措施　护士应同时给予患者局部伤口换药治疗，做好受伤部位皮肤护理工作；每日监测体温，按时换药；饮食清淡、营养，避免辛辣腥发之物。

第二十一节　雾化吸入

雾化吸入法是一种针对呼吸道和肺部的给药方法，它利用雾化吸入装置将药液分散成细小雾滴，通过鼻或口吸入呼吸道，以达到预防和治疗疾病的目的。射流雾化吸入法采用压缩空气或氧气作为驱动力，将药物撞击成微小颗粒，并推动这些颗粒深入气道。这种方法具有药效快、用药量少、不良反应轻的优点，因此在临床上得到广泛应用。常用的雾化吸入法有超声波雾化吸入法、射流雾化吸入法和定量吸入器吸入法。本节主要介绍射流雾化吸入操作的相关内容。

一、实训目标及案例导入

（一）实训教学目标

1.德育目标 培养安全护理意识和人文关怀精神。

2.技能目标 掌握射流雾化吸入的基本知识和操作技能，熟悉各类雾化吸入器的性能、使用方法及注意事项。

（二）护理案例及思考

患儿贾某，男性，3岁。家属代述患儿夜间呼吸困难，难以平卧，咳嗽，痰白且黏稠、不易咳出。急诊科诊断为"哮喘并发急性支气管炎"，治疗方法以消炎、平喘、祛痰为主。医嘱：0.9%氯化钠注射液3mL加乙酰半胱氨酸溶液200mg（2mL），雾化吸入，每日2次。

请思考：假如您是该护士，该如何实施雾化吸入操作？针对该患儿，有哪些需要注意的事项？

二、实训内容

1.目的

（1）控制感染 特别适用于下呼吸道病变或感染。

（2）改善通气 适用于有小气道痉挛倾向、低氧血症及气管插管的患者。

（3）祛痰镇咳 适用于气道分泌物较多的患者。

2.准备

（1）评估及解释

1）评估：患者的病情、治疗情况、用药史和过敏史；患者的意识状态、心理状态、对用药的认知程度及合作程度；呼吸道是否通畅，面部及口腔黏膜有无感染或溃疡；如采用氧气驱动的射流雾化吸入法，需评估患者是否存在Ⅱ型呼吸衰竭，以防吸入高浓度氧气导致呼吸中枢抑制加重。

2）解释：向患者及其家属详细解释射流雾化吸入法的目的、方法、注意事项及配合要点。

（2）环境准备 环境清洁、安静，光线、温湿度适宜，适合操作。

（3）护士准备 衣帽整洁，修剪指甲，洗手，戴口罩。

（4）患者准备 患者了解氧气雾化吸入法的目的、方法、注意事项及配合要点；取卧位或坐位接受雾化治疗。

（5）用物准备 ①治疗车上层：治疗盘、一次性射流雾化吸入器、氧气装置（湿化瓶勿放水）、听诊器、一次性5mL注射器、弯盘、棉签、纱布、药液（按医嘱备）、治疗卡、笔、手消毒液。②治疗车下层：锐器盒、医疗垃圾桶、生活垃圾桶。

3.实训内容 见表2-21。

表 2-21　雾化吸入

步骤	内容
评估	双人核对医嘱和治疗执行单；评估患者病情、治疗情况、用药史、过敏史，患者的意识状态、肢体活动能力、对用药的认知及合作程度；听诊患者呼吸情况，检查患者面部及口腔黏膜有无感染、溃疡等；环境安静、整洁，符合用氧安全要求
准备、加药	双人核对药液，遵医嘱将药液稀释至 5mL，注入射流式氧气雾化器储药瓶中
核对解释	备齐用物至病床旁，核对患者床号、姓名、腕带和住院号，向患者解释操作目的、方法、注意事项和配合要点
安置体位	协助患者取合适卧位，铺治疗巾，漱口，清除口腔分泌物及食物残渣
检查，核对，连接	检查雾化器各部件是否完好，有无松动、脱落、漏气等异常情况；确认供氧装置是否正常；遵医嘱按照比例将药液稀释，将稀释后的药液注入雾化器的药杯内；将雾化器的接气口连接于氧气筒或中心吸氧装置的输氧管上；注意湿化瓶内勿放水，以免液体进入雾化器内稀释药液
调节氧流量	氧流量一般设置为 6 ~ 8L/min
二次核对	操作中核对患者床号、姓名、药物名称、浓度、剂量、用法、时间、药品有效期
开始雾化	指导患者手持雾化器，保持与地面垂直；将口含嘴放入口中，紧闭嘴唇，用口深吸气、用鼻呼气，如此反复，直至药液吸完为止
再次核对	操作后查对
结束雾化	取下口含嘴或面罩，移去雾化器，关闭氧气开关
观察、处置	观察患者雾化治疗后反应；协助患者漱口，擦干面部，撤治疗巾，取舒适体位，整理床单位
整理记录	清理用物，分类处理，洗手，记录雾化时间、患者反应及效果，签名

4.注意事项

（1）当患者呼吸道分泌物多时，可先拍背咳痰，保持呼吸道通畅。

（2）正确使用供氧装置，注意用氧安全，室内应避免火源。

（3）氧气湿化瓶内勿盛水，以免影响药液的疗效。

（4）密切关注患者雾化吸入治疗中的药物不良反应。

三、人际沟通要点

1.人际关系判断与思考　案例情景是对3岁患儿行氧气雾化吸入疗法。由于小儿语言表达及主观能动性较差，且受年龄、理解能力、执行能力等因素影响，容易对治疗产生抵触情绪。因此，如何与患儿及其家属进行有效沟通，达到配合治疗的目的至关重要。

2.人际沟通需要语言交流的几个环节

（1）安抚患儿情绪，使用温和、亲切的语言与患儿交流。可以通过玩具、动画片等分散患儿注意力，减轻其恐惧和抵触情绪。

（2）向家属解释雾化吸入的目的、方法、注意事项及可能的不良反应。

（3）询问患儿及家属治疗过程中的感受，如是否有不适或抵触情绪；根据患儿的具体情况和治疗效果，及时调整治疗方案和沟通技巧。

四、案例导入分析

（一）案例思考

针对咳喘患儿氧气雾化吸入的案例，护士应思考氧气雾化吸入药液的配制、操作方法、注意事项等。

（二）案例分析

1.环境判断　环境安静，光线充足，安全用氧，避免在用氧装置附近插拔电源，远离火源；禁止吸烟，向同室病友及其家属沟通并取得理解。

2.病情分析　患儿3岁，年龄尚小，存在呼吸困难的症状，且易烦躁、哭闹。在进行氧气雾化吸入操作时，护士需充分考虑患儿的年龄特点和配合程度。由于患儿可能无法充分理解治疗过程，护士应与其家属进行充分沟通，取得其配合和支持。在操作过程中，护士需严格遵守用氧安全规范，确保管道通畅，防止患儿因哭闹、烦躁而拉扯导致管道滑脱或折管。同时，护士应密切观察患儿在治疗中的反应，适时采用音乐、绘图等方法转移患儿注意力，以安抚其情绪，确保治疗顺利进行。

3.人文关怀　针对本案例中年龄较小的患儿，护士应给予更多的人文关怀。患儿看到射流雾化装置可能会产生恐惧心理，加上其沟通与理解能力有限，治疗依从性较差。家属对患儿的病情也充满担忧。因此，护士在与患儿沟通前，应先取得患儿家长的信任和配合，通过与家长的良好合作，确保治疗能够顺利开展。同时，护士需耐心、细心地观察患儿的情况，正确处理患儿因年龄小而无法准确表达内心想法的问题。对于患儿的哭闹和不配合，护士应给予理解和包容，以温和的态度和亲切的语言安抚患儿，增强其治疗依从性。

4.其他措施　在患儿进行雾化吸入治疗后，护士应采取一系列其他措施以确保其康复。首先，对患儿进行生命体征测量，以检查其身体状况。其次，嘱咐患儿雾化吸入后漱口，以减少药物残留对口腔的刺激。同时，注意适当给患儿补充水分和果汁，以保持其体液平衡和营养摄入。

第二十二节　静脉采血

血液标本采集是自血管抽取血液标本的方法。不同血液标本的采集和处理要求依据临床需要而定。为保证采集血液标本的检验信息被临床医师用于患者诊断、治疗时的有效性和可靠性，在血液标本采集时，护理人员应遵守检验标本质量管理要求，严格遵照医嘱，充分准备，运用正确的采集方法，保证标本质量。本节主要介绍静脉血标本采集法。

一、实训目标及案例导入

（一）实训教学目标

1.德育目标　培养爱伤观念、尊重和保护患者的职业精神；操作严谨、科学、规范，坚持查对制度，有护理安全和职业防护意识。

2.技能目标　掌握静脉采血的基本知识和基本技能，在实际操作中能正确按医嘱采集血标本并掌握相关注意事项，操作动作轻、准、稳、快。

（二）护理案例及思考

患者章某，女性，52岁，因头晕、乏力前来就诊，由门诊收入住院。患者遵医嘱于入院次日清晨6点采集静脉血，进行肝功能、肾功能、血常规、红细胞沉降率等检验项目。护士为其进行静脉采血操作。

请思考：假如您是执行护士，该如何操作？根据该患者的检验项目，如何安排采血顺序？有何注意事项？

二、实训内容

1.目的　为患者采集、留取静脉血标本，为疾病诊断、治疗和疾病预后判断提供依据。

（1）全血标本　主要用于对血细胞成分的检查，如血细胞计数和分类、形态学检查等。

（2）血浆标本　主要用于凝血因子测定、游离血红蛋白及部分临床生化检查，如内分泌激素、血栓和止血检查等。

（3）血清标本　主要用于大部分临床生化检查和免疫学检查，如测定肝功能、血清酶、脂类、电解质等。

（4）血培养标本　主要用于培养和检测血液中的病菌。

2.准备

（1）评估患者并解释　评估患者的病情、治疗情况、意识状态、肢体活动能力；患者对血液标本采集的认知程度及合作程度；有无生理因素影响，如饮食、运动、药物等；明确所做检查项目、采血量及是否需要特殊准备；检查静脉充盈程度及管壁弹性，穿刺部位的皮肤状况。向患者及其家属解释静脉血标本采集的目的、方法、临床意义、注意事项及配合要点。

（2）环境准备　环境清洁、安静，光线充足，温湿度适宜；必要时用屏风遮挡患者。

（3）护士准备　衣帽整洁，修剪指甲，洗手，戴口罩。

（4）患者准备　①取舒适卧位，暴露注射部位。②患者在采血前不宜改变饮食习惯，24小时内不宜饮酒。需要空腹采血的检测项目，在检测前要求至少禁食8小时，以12～14小时为宜，但不宜超过16小时，宜安排在7∶00～9∶00采血。空腹期间可少量饮水。③采血前2小时，患者不宜剧烈运动，采血当天患者避免情绪激动，采血前宜静息至少5分钟。若需运动后采血，则遵循医嘱，并告知检验人员。

（5）用物准备　①治疗车上层：注射盘、检验申请单（或医嘱执行单）、标签或条形码、棉签、消毒液、止血带、胶布、一次性垫巾或消毒垫巾、小垫枕、弯盘、手消毒液、试管架、一次性密闭式双向采血针头及真空采血管，如为非真空采血，则需准备一次性注射器（规格视采血量而定）及针头或头皮针，还需准备标本容器（试管、密封瓶）、无菌手套，按需要准备酒精灯、打火机。②治疗车下层：锐器盒、医疗垃圾桶、生活垃圾桶。

3. 实训内容　见表2-22。

表 2-22　静脉采血

步骤	内容
评估	双人核对医嘱、检验申请单（或医嘱执行单）、标签（或条形码）及标本容器；评估患者病情、穿刺部位皮肤和血管情况等；环境清洁、安静，光线适宜，适合操作
标本容器准备	将核对无误的标签（或条形码）贴于标本容器（或真空采血管）外壁上
核对解释	携用物至患者床旁，核对检验申请单（或医嘱执行单）、标签（或条形码）及标本容器，以及患者姓名、床号、腕带；向患者及其家属说明标本采集的目的及配合方法
选择静脉	协助患者取合适卧位，选择合适的静脉，将小垫枕置于穿刺肢体下，铺一次性治疗巾，在穿刺点上方6cm处扎止血带，选择穿刺血管，松开止血带
消毒皮肤	常规消毒穿刺部位的皮肤，消毒范围直径不少于5cm，待干
二次核对	核对患者身份、检验申请单、标本容器（采血管）及标签（或条形码）是否一致
穿刺	戴手套，再次扎止血带，嘱患者轻握拳，取下真空采血针护针帽，右手拇指和食指夹持采血头皮针小翼，针尖斜面向上，与皮肤呈15°～30°自静脉上方或侧方刺入皮下，再沿静脉走向滑行刺入静脉
采血	见回血，固定针柄，将采血针另一端刺入真空采血管，采血至需要量，按下列顺序进行：血培养瓶→柠檬酸钠抗凝采血管→血清采血管→肝素抗凝采血管→乙二胺四乙酸（EDTA）抗凝采血管→葡萄糖酵解抑制采血管等，按要求摇匀标本瓶
拔针、按压	采血完毕，松止血带，嘱患者松拳，然后用无菌干棉签轻压针刺处，迅速拔出针头，按压，将血标本瓶置于试管架上

步骤	内容
再次核对	核对检验申请单（或医嘱执行单）、标签（或条形码）、患者身份信息等
操作后处理	撤去一次性治疗巾和小垫枕，取下止血带，协助患者取舒适体位，整理床单位；给予患者健康教育，如空腹患者嘱其进食、交代注意事项等；标本扫码并及时送检
整理记录	清理用物，分类处理，洗手，记录，签名

4.注意事项

（1）严格执行　查对制度及无菌技术操作原则。

（2）采血时间　不同的血液测定项目对采血时间有特定要求。①空腹采血：血液生化检验一般要求在早晨空腹安静时采血。②定时采血：对于具有昼夜节律性变动的指标，如口服葡萄糖耐量试验、药物血浓度监测、激素测定等，应在规定的时间段内采集标本，且血样采集在不服药期间进行，如早晨服药前。③采血时间有特殊要求的检测项目，如血培养，应在患者出现寒战或发热初起时，且在应用抗生素前，采集血样为最佳。

（3）采血部位　采血要求不同，部位亦不同。①外周血：一般选取左手无名指内侧，该部位应无冻疮、炎症、水肿、破损等。②静脉血：成年人通常取肘部静脉；肥胖者可取腕背静脉；婴儿常取颈部静脉、股静脉或前囟静脉窦；刚出生的婴儿可收集脐带血；输液患者应避免在输液的同侧上肢或下肢采血，如两只手同时输液，可在下肢静脉或滴注位置的上游采血。

（4）采血器械　采血用的注射器、试管必须干燥、清洁，目前多用一次性注射器及真空负压采血管。

（5）采血操作　采血部位的皮肤必须干燥，扎止血带不可过紧，压迫静脉时间不宜超过40秒，以免引起淤血、静脉扩张，影响检查结果或给患者带来不适。

（6）其他　加强核对，及时送检，用物应安全处置，避免锐器的伤。

三、人际沟通要点

1.人际关系判断与思考　案例情景是新入院患者在次日静脉采血进行常规生化检查，因患者对采血相关知识不了解容易引发紧张、恐惧的心理，甚至患者可能认为采血会对健康造成影响而拒绝配合。采血每个步骤都可能影响标本的质量，故而患者的配合非常重要，提前与患者沟通，使其理解血标本采集的目的及方法，能使其能积极配合护士的操作。

2.人际沟通需要语言交流的几个环节

（1）采血前告知相关信息以缓解紧张情绪。

（2）采血中及时告知过程并适时鼓励与安慰。

（3）采血后细致交代注意事项，关怀询问。

四、案例导入分析

（一）案例思考

针对新入院患者常规静脉血标本采集，护士应考虑采血方法、真空采血管选择、患者局部皮肤血管状况评估等。

（二）案例分析

1.环境判断　患者在病房采血，采血前病室内避免整理床单位，符合无菌操作要求，光线充足，穿刺部位皮肤完整、清洁。

2.病情分析　患者新入院，检查项目需空腹，故提前告知禁食、禁水时间；血标本采集顺序为血常规、肝功能、肾功能；患者过度紧张可能出现晕血，护士应暂停采血，测量其血压，待平稳后再进行。

3.人文关怀　患者入院第二天清晨需采血，护士发现患者对采血操作存在紧张和担忧的心理。为缓解患者的情绪，护士应与患者进行亲切、关怀的交流，使用通俗易懂的语言详细解释静脉采血的目的、流程、所需时间及可能带来的短暂不适。在操作过程中，护士应持续与患者沟通，及时告知采血的进度，如"我现在要消毒了，可能会有点凉""我准备扎针了，您稍微放松一下"。采血结束后，清晰地告知患者按压方法、按压时间和注意事项，如"您要用力按压此处3～5分钟，不要揉，按压过程中手臂不要弯曲得太厉害"等。护士应秉持爱伤观念，操作时要轻柔且准确，力求一针见血，减轻患者的痛苦。

4.其他措施　采血完成后，护士应指导患者正确留取二便标本，确保检验结果的准确性。同时，对患者实施晨间护理，整理床单元，保持病房的整洁和舒适，为医疗护理、查房做好充分准备。通过这些细致入微的护理措施，可以让患者感受到医护人员的关爱和专业，增强患者的信任感和满意度。

第二十三节　静脉输液

静脉输液是一种将大量无菌溶液或药物直接输入静脉的治疗方法。根据输入的液体是否与大气相通，静脉输液法可以分为密闭式静脉输液法和开放式静脉输液法两种。本节主要介绍密闭式周围静脉输液法。

一、实训目标及案例导入

（一）实训教学目标

1.德育目标　培养爱伤观念，尊重和保护患者隐私的职业精神；操作严谨、科学、规范，坚持执行"三查八对"制度，具备护理安全意识。

2. 技能目标　掌握静脉输液术的基本知识和基本技能；在实际操作中，能正确、合理地选择穿刺部位；能够排除输液过程中出现的各种障碍，并掌握相关注意事项。

（二）护理案例及思考

患者章某，女性，45岁，全职妈妈。因发热、咳嗽、咳痰3天，门诊以"急性支原体肺炎"收入住院。体格检查：T39.4℃，P118次/分，R23次/分，BP138/85mmHg，右下肺有大量湿啰音。入院后，患者接受抗炎、对症治疗，静脉给药方案：①0.9%氯化钠注射液500mL加阿奇霉素0.5g；②5%葡萄糖注射液250mL加盐酸溴己新注射液4mg。

请思考：假如您是当班护士，应如何执行医嘱？药液配制好后，根据给药原则如何安排输液顺序？如果患者因担心家里老年人和孩子无人照顾，请求您调快输液速度、尽早结束输液，您该如何向患者解释？

二、实训内容

1. 目的

（1）预防和纠正水电解质及酸碱平衡紊乱，适用于由各种原因引起的脱水、酸碱平衡失调患者，如腹泻、剧烈呕吐、大手术后等。

（2）增加循环血量，改善微循环，维持血压及微循环灌注量，常用于严重烧伤、大出血、休克等患者。

（3）供给营养物质，促进组织修复，增加体重，维持正氮平衡，常用于慢性消耗性疾病、胃肠道吸收障碍及不能经口进食（昏迷、口腔疾病）的患者。

（4）输入药物，治疗疾病，如输入抗生素控制感染，输入解毒药物达到解毒作用，输入脱水剂降低颅内压等。

2. 准备

（1）评估及解释

1）评估：患者的年龄、病情、意识状态及营养状况等；心理状态及配合程度；穿刺部位的皮肤、血管状况及肢体活动度。

2）解释：向患者及其家属解释静脉输液的目的、方法、注意事项及配合要点。

（2）环境准备　环境清洁、安静、舒适、安全，光线适宜，适合操作。

（3）护士准备　衣帽整洁，修剪指甲，洗手，戴口罩。

（4）患者准备　了解静脉输液的目的、方法、注意事项及配合要点；输液前排尿或排便；取舒适卧位。

（5）用物准备　①治疗车上层：治疗盘、0.5%碘伏、75%乙醇、无菌棉签、输入液体及药物（按医嘱准备）、输液瓶签、注射器及针头、止血带、胶布（或输液敷贴）、小垫枕、一次性治疗巾、砂轮、开瓶器、一次性输液器、医嘱单、输液执行单、弯盘、手消毒液。②治疗车下层：锐器盒、医疗垃圾桶、生活垃圾桶。③其他：输液架、必要时备瓶套、备小夹板、棉垫及绷带、止血钳、输液泵。

3.实训内容 见表2-23。

表 2-23 静脉输液

步骤	内容
评估	双人核对医嘱和输液执行单。评估患者病情、年龄、药物过敏史、穿刺部位皮肤及血管及排便情况，准备输液架；评估环境整洁安静、光线充足，适合操作
核对检查	双人核对药液瓶签（药物名称、浓度、剂量）及给药时间、方法、药液有效期，检查药瓶、药液质量等
填写、粘输液贴	根据医嘱（输液执行单的内容）填写输液贴，并将填好的输液贴倒贴于输液瓶上（必要时套上瓶套）
加药	开启输液瓶口包装，消毒瓶塞；遵医嘱加入药物，加药后摇匀；检查药液透明度，有无混浊、颗粒等；在输液贴上标注加药日期、时间，签名
连接输液器	再次消毒瓶塞，检查输液器的质量，无问题后取出输液器，将输液器的插头插入瓶塞直至插头根部，关闭调节器；整理用物，洗手
核对解释	携用物至患者床旁，核对患者床号、姓名、腕带、住院号、药物名称、给药时间、药物浓度、药物剂量及用法，洗手；向患者解释操作目的、操作方法、注意事项和配合要点
排气	将输液瓶挂于输液架上；倒置茂菲氏滴管，使输液瓶（袋）内的液体流出；当茂菲滴管内的液面达到滴管体积的 1/2 ～ 2/3 时，迅速转正滴管，打开调节器，使液体缓慢下降，直至排尽导管和针头内的空气，关闭调节器；将输液管末端放入输液器包装袋内，置于治疗盘中
选择静脉	协助患者取合适卧位。根据选择静脉原则选择穿刺部位，将小垫枕置于穿刺肢体下，铺一次性治疗巾，在穿刺点上方 6 ～ 8cm 处扎止血带，选择穿刺血管，松开止血带
消毒皮肤	以穿刺点为中心消毒穿刺部位皮肤，由内向外，消毒范围直径 ≥ 5cm，待干，备胶布
二次核对	操作中再次核对患者床号、姓名、腕带、住院号、药物名称、给药时间、给药方法、浓度和剂量
静脉穿刺	再次扎止血带；二次消毒穿刺部位皮肤，由内向外（消毒方向与第一次方向相反），消毒范围直径 ≥ 5cm；取下护针帽，再次排气于弯盘内，关闭调节器；再次核对患者床号、姓名、腕带、药物名称、药物浓度、药物剂量、给药时间和药物用法；嘱患者轻握拳，一只手紧绷穿刺部位的皮肤，惯用手持头皮针小翼，针头斜面向上与皮肤呈 15° ～ 30°，自静脉走向刺入皮下，见回血后将针头与皮肤平行再进入少许，使针头斜面全面进入血管内
三松、固定	待液体滴入通畅、患者无不舒适后，用输液贴（或胶布）固定针柄，固定穿刺点，再将针头附近的输液管环绕后固定，避开针头及血管走向，必要时用夹板固定关节
调节滴速	根据患者病情、年龄及药液的性质，调节输液滴速

步骤	内容
再次核对	操作后查对患者床号、姓名、腕带、住院号、药物名称、药物剂量、药物浓度、给药时间和方法
交代注意事项	告知家属及患者不可随意调节滴速，输液部位若有疼痛、肿胀或全身不适，及时告知医护人员，将呼叫器放于患者易拿取处
操作后处理	撤去治疗巾，取下止血带和小垫枕，协助患者取安全、舒适卧位，整理床单位；在输液记录卡上记录药液种类、输入时间、滴速、患者反应等，签名；清理用物，分类处理，洗手
更换液体	如果多瓶液体连续输入，则在第一瓶药液输尽前开始准备第二瓶液体；更换第二瓶药液时，核对无误、常规消毒瓶塞后，确认滴管内液面高度（至少1/2满）；拔出第一瓶内输液插头，迅速插入第二瓶内，倒转药瓶挂于输液架上；再次检查滴管液面高度是否合适、输液管中有无气泡、静脉穿刺部位皮肤情况等；在输液记录卡上记录更换药液种类、输入时间、滴速、患者反应等，签名；待输液通畅后方可离去
拔针、处置	确认全部液体输入完毕后，关闭输液器；除去胶布和输液敷贴，用无菌干棉签或无菌棉球轻压穿刺点上方，快速拔针；局部按压 1～2 分钟（至无出血为止）；将头皮针头和输液插头剪至锐器盒中；协助患者适当活动穿刺肢体，取舒适体位，整理床单位
整理记录	清理用物，分类处理，洗手，记录输液结束时间及患者的反应，签名

4.注意事项

（1）严格执行无菌操作制度及查对制度，以防感染及差错事故的发生。

（2）根据病情需要合理安排输液顺序，并遵循治疗原则，按急、缓及药物半衰期等情况合理分配药物。

（3）对需要长期输液的患者，应注重保护和合理使用静脉，一般从远心端小静脉开始穿刺（抢救时可例外）。

（4）输液前要排尽输液管及针头内的空气，药液滴尽前要及时更换输液瓶（袋）或拔针，严防空气栓塞。

（5）注意药物的配伍禁忌，对于刺激性或特殊药物，应在确认针头已刺入静脉内后再输入。

（6）严格掌握输液速度。对有心、肺、肾疾病的患者，老年患者、婴幼儿，以及输注高渗、含钾或升压药液的患者，应适当减慢输液速度；对严重脱水、心肺功能良好者，可适当加快输液速度。

（7）输液过程中要加强巡视，注意观察几下情况：①滴入是否通畅，针头或输液管有无漏液，针头有无脱出、阻塞或移位，输液管有无扭曲、受压等。②有无溶液外溢，穿刺部位有无红、肿、热、痛、渗出等表现。某些药物如甘露醇、去甲肾上腺素等外溢后会引起局部组织坏死，如发现上述情况，应立即停止输液并通知医生处理。③输入刺激性、腐蚀性药物时，应注意观察回血情况，确保导管（针头）在静脉内。

（8）密切观察患者有无输液反应，如患者出现心悸、畏寒、持续性咳嗽等情况，应立即减慢或停止输液，并通知医生及时处理。

（9）每次观察巡视后，应做好记录（记录在输液巡视卡或护理记录单上）。

三、人际沟通要点

1.人际关系判断与思考　案例情景是一位高热的患者前来就医，考虑患者为全职妈妈可能会出现担心家中老年人和孩子的照顾问题，由于静脉输液所需时间较长，她可能会自行调节输液速度。输液过程中药物出现不良反应，也会造成患者的紧张、恐惧情绪。用通俗易懂的语言向患者解释静脉输液的必要性，了解她的担忧，并询问是否需要卧床输液、是否有保暖的需要，同时了解她的用药史、过敏史及配合程度。

2.人际沟通需要语言交流的几个环节

（1）操作前告知相关信息，安抚患者紧张情绪。

（2）考虑患者高热可能出现畏寒、寒战等情况，及时为患者保暖或使用暖水袋。

（3）输液过程中及时与患者沟通，了解病情变化，交代注意事项，关注患者感受。

四、案例导入分析

（一）案例思考

针对护士为患者静脉输注阿奇霉素治疗支原体肺炎的案例，需要综合考虑静脉输液相关知识、多瓶点滴更换液体的方法、病情观察、输液故障排除等。

（二）案例分析

1.环境判断　护士在操作前半小时应注意病室环境，避免整理床单位、洒扫等，确保环境符合无菌操作要求，光线充足，静脉穿刺部位皮肤清洁，输液架装置完好。

2.病情分析　患者因"急性支原体肺炎"入院，医嘱给予抗炎、营养支持治疗；护士在操作前应详细询问患者的用药史、药物过敏史及家族过敏史等；患者有发热症状，静脉输液治疗医嘱有两组液体，输液时间较长，应根据患者血管情况，选择易于固定的部位进行穿刺；静脉输液过程中可能出现各种故障和反应，如液体不滴、穿刺操作失败、药液外渗、静脉炎、输液性发热反应、急性肺水肿、空气栓塞、血栓栓塞等，护士应及时发现并选择正确的方法处理。

3.人文关怀　静脉输液为有创性操作，患者易感到紧张和疼痛，护士应做好人文关怀，操作前解释输液目的，如"您别着急，现在发烧是因为体内有炎症，输液可以帮您把炎症消下去，这样就能退烧啦"；详细告诉患者输液所需时间及操作步骤，如"输液大概需要一个小时，我会在您手上找一根合适的血管，消毒后把针头扎进皮肤，可能会有点疼"。

案例中，患者为全职妈妈，对药物知识缺乏，可能自行调快滴数而引起心血管负荷加重，出现不良反应。沟通时可以说："我会为您调节最合适的输液速度，请您不要自行调节。"操作中的沟通可以缓解患者紧张情绪，穿刺过程中通过语言安慰患者，如"别紧张，我已经看到血管了，马上就好"，也可以让患者深呼吸来放松；穿刺动作应轻柔，一针见血，体现爱伤观念和人文关怀；操作后细致交代注意事项，由于输液时间长，穿刺成功后应指导患者保护穿刺部位，避免二次穿刺操作；冬季操作时应注意穿刺部位的保暖，或配置输液加热装置；告知患者输液过程中的注意事项，如"输液的手不要乱动，不然针头可能会移位。如果感觉输液的地方疼、肿或者有其他不舒服，请马上告诉我"；考虑患者为全职妈妈，可能担心孩子和家人，在给予健康指导的同时，应寻求患者家属的协助和社会支持，使其安心配合医疗护理措施。

4.其他措施　患者发热时，护士应按时监测其体温情况，观察用药后症状的改善情况；根据病情，护士应指导患者随时补充水分，保持清淡、营养饮食；退热出汗时，应做好皮肤护理，避免复感外邪而导致疾病反复。

第二十四节　洗胃法

洗胃法是将胃管插入患者胃内，反复注入和吸出一定量的溶液，从而达到清除胃内未被吸收的毒物或刺激物的一种灌洗方法。本节介绍全自动洗胃机洗胃法。

一、实训目标及案例导入

（一）实训教学目标

1.德育目标　培养爱伤观念，同情同理患者，尊重和保护患者隐私；操作严谨、科学、规范，坚持"三查八对"，有急救意识和护理安全意识。

2.技能目标　掌握洗胃法的基本知识和基本技能，在实际操作中，能正确按医嘱配制洗胃液并掌握相关注意事项。

（二）护理案例及思考

患者万某，男性，52岁，在给自家田地里的小麦苗喷洒农药时突发恶心、呕吐伴脐周围绞痛而被家属送医，诊断为有机磷农药中毒。当班护士接到临时医嘱，立即为该患者实施洗胃。

请思考：假如您是当班护士，该如何实施洗胃急救技术？针对该患者，如何选择洗胃液？操作前后有哪些注意事项？

二、实训内容

1.目的

（1）**解毒**　清除胃内毒物或刺激物，减少毒物的吸收，还可利用不同灌洗液进行中和解毒，用于急性食物或药物中毒。

（2）减轻胃黏膜水肿　幽门梗阻患者饭后常有滞留现象，引起上腹胀满、不适、恶心、呕吐等症状，通过洗胃减轻潴留物对胃黏膜的刺激，减轻胃黏膜水肿、炎症。

2.准备

（1）评估及解释

1）评估：患者的年龄、病情、医疗情况、意识状态、生命体征等；口鼻黏膜有无损伤，有无活动义齿；心理状态及对洗胃的耐受能力、合作程度、知识水平、既往经验等。

2）解释：向患者及其家属解释洗胃的目的、方法、注意事项及配合要点。

（2）环境准备　环境清洁、安静，光线、温度适宜。

（3）护士准备　衣帽整洁，修剪指甲，洗手，戴口罩。

（4）患者准备　了解洗胃的目的、方法、注意事项及配合要点，采取舒适的体位。

（5）用物准备　①治疗车上层：治疗盘、无菌洗胃包（内有胃管、镊子、纱布或使用一次性胃管）、洗胃溶液（25～38℃）、防水布、治疗巾、检验标本容器或试管、量杯、水温计、压舌板、弯盘、棉签、50mL注射器、听诊器、手电筒、液体石蜡、胶布。②治疗车下层：水桶2只（分别盛洗胃液、污水）。③全自动洗胃机1台，必要时备张口器、牙垫、舌钳放于治疗碗内。

3.实训内容　见表2-24。

表 2-24　洗胃法

步骤	内容
评估准备	双人核对医嘱和洗胃执行单。评估患者病情、意识状态、合作程度；毒物的名称、剂量及服毒时间；患者口鼻腔皮肤及黏膜情况、有无义齿，指导吞咽动作；环境整洁安静，光线充足，适合操作
核对解释	备齐用物至患者床旁，核对患者床号、姓名、腕带和住院号等。向患者解释操作目的、操作方法、注意事项和配合要点
操作前检查	通电检查全自动洗胃机功能是否完好，连接各种管道，确保设备处于备用状态；将已配好的洗胃液倒入水桶内，将药管的另一端放入洗胃液桶内，污水管的另一端放入空水桶内，确保连接紧密，无泄漏；调节药量流速；开电源开关，按"手吸"键，将洗胃液注入机器的盛药瓶内，关电源开关待用
安置体位	协助患者取合适体位：由于患者可能昏迷，应去枕平卧，头偏向一侧，以防呕吐物误吸；在患者头下、胸前各垫一次性治疗巾，以保持清洁；取下活动性假牙，以防脱落造成窒息；弯盘置于患者口角处，以接收可能的呕吐物或洗胃液溢出
插胃管	确保胃管完好无损，用液体石蜡润滑胃管前端，润滑插入长度的1/3，测量插入长度（前额发际至剑突的距离，为55～60cm），经鼻腔或口腔缓慢插入胃管；妥善固定胃管，将胃管和冲洗管另一端连接，用别针固定胃管于床单上，以防胃管滑出
吸出胃内容物	按"手吸"键，吸出胃内的内容物，留取送检以明确中毒物质；按"自动"键，全自动洗胃机开始自动冲洗胃内，在洗胃过程中，密切观察洗胃液的进出量是否平衡，以及患者的生命体征、反应；持续冲洗，直至洗出液澄清无味为止，确保胃内毒物被彻底清除

步骤	内容
观察 ↓	在洗胃过程中，随时注意洗出液的性质、颜色、气味、量，以及患者面色、脉搏、呼吸和血压的变化
拔管 ↓	洗胃完毕，分离胃管与连接管，取下别针，去除胶布，反折将胃管拔出
整理 ↓	协助患者漱口，洗脸；整理床单位，取舒适体位；整理用物，分类处理
清洁 ↓	按院感要求对洗胃机进行清洁、消毒处理。自动洗胃机药管、胃管、污水管同时放入清水中，按"清洗"键，清洗各管腔后，将各管同时取出，待机器内水完全排尽后，按"停机"键关机
记录	洗手；记录洗胃溶液名称、量，洗出胃液的颜色、气味、性质、量，患者的全身反应；签名

4.注意事项

（1）了解患者情况。详细询问患者中毒的时间、途径、毒物种类、性质、量等，了解患者来院前是否已有呕吐，以评估胃内毒物的残留情况。

（2）准确掌握洗胃禁忌证和适应证。

1）适应证：适用于非腐蚀性毒物中毒，如有机磷、安眠药、重金属类、生物碱及食物中毒等。

2）禁忌证：强腐蚀性毒物（强酸、强碱）中毒、肝硬化伴食管胃底静脉曲张、胸主动脉瘤、近期内有上消化道出血及胃穿孔、胃癌等。对于吞服强酸、强碱等腐蚀性药物的患者，禁忌洗胃，以免造成穿孔，应按医嘱给予药物或物理性对抗剂保护胃黏膜。

（3）对急性中毒病例，应紧急采用"口服催吐法"，必要时进行洗胃，以减少毒物的吸收。插管时动作要轻、快，避免损伤食管黏膜或误入气管。

（4）当中毒物质不明时，洗胃溶液可选用温开水或生理盐水。待毒物性质明确后，再采用拮抗剂洗胃。

（5）在洗胃过程中，应随时观察患者的面色、生命体征、意识、瞳孔变化、口腔黏膜、鼻腔黏膜情况及口中气味等。注意洗胃并发症，如急性胃扩张、胃穿孔、水中毒、水电解质紊乱、酸碱平衡失调、窒息、迷走神经兴奋致反射性心搏骤停等，及时观察并做好相应的急救措施，并做好记录。

（6）注意患者的心理状态、合作程度及对康复的信心；向患者讲述操作过程中可能出现的不适，如恶心、呕吐等，希望得到患者的合作；告知患者和家属有误吸的可能与风险，取得理解；向其介绍洗胃后的注意事项，对自服毒物者，耐心劝导，做好针对性心理护理。

（7）洗胃后注意患者胃内毒物清除状况，中毒症状有无得到缓解或控制。

三、人际沟通要点

1.人际关系判断与思考　案例情景是农药中毒的患者，其亲人焦急，患者本人痛苦、恐惧，护士需具备同理心，通过沟通和解释来安抚患者及其家属，告知操作过程中可能出现的不适，但需强调洗胃的必要性。

2.人际沟通需要语言交流的几个环节

（1）向家属询问农药中毒的种类。

（2）请家属及患者配合洗胃操作。

（3）洗胃过程中随时与患者沟通，观察患者情况，以便及时发现患者的病情变化。

四、案例导入分析

（一）案例思考

本案例通过洗胃法清除胃内毒物，护士要思考运用洗胃法相关知识、洗胃溶液选择、相关用药知识等方面。

（二）案例分析

1.环境判断 有机磷农药是我国常见的农作物杀虫剂，若患者出现误食情况，农药会快速进入人体胃部，在患者胃部滞留。案例中患者在田间喷洒有机磷农药（乐果）虽没有直接服用，但由于呼吸道吸入过量有机磷农药也会导致患者出现农药中毒的情况，在选择洗胃液时，根据毒物的不同需做出正确的选择，但禁用高锰酸钾洗胃，否则可氧化成毒性更强的物质。

2.病情分析 患者因误吸有机磷农药（乐果）而中毒，应选择2%~4%碳酸氢钠溶液洗胃。洗胃过程中需随时观察患者面色、生命体征、意识、瞳孔等变化，做好并发症的预防和急救准备。

3.人文关怀 患者作为家庭主要劳动力，中毒后易产生焦虑和担忧心理，担忧中毒后影响身体健康，担心影响农忙工作，同时对洗胃操作不了解，易产生紧张心理。护士需具备爱伤观念，尊重患者，同理和了解患者心理状态，加强沟通，及时安抚患者，操作中动作轻柔、准确。

4.其他措施 监测神志、瞳孔与中毒症状变化；洗胃期间暂时禁食，建立静脉通路；给予解毒、补液、营养支持治疗；加强心理护理，帮助患者树立康复的信心。

第二十五节　心肺复苏术

心肺复苏术（CPR）是基础生命支持技术的重要内容，对于心搏骤停后的生命挽救至关重要。基础生命支持是心搏骤停后立即采取的一系列基本措施，旨在迅速恢复患者的循环和呼吸功能。成年人基础生命支持的基本内容包括立即识别心搏骤停、启动急救系统、尽早进行心肺复苏及快速电除颤，这构成了成年人生命链的前三环。本节介绍成年人徒手心肺复苏操作。

一、实训目标及案例导入

（一）实训教学目标

1.德育目标　形成敬畏生命的人道主义急救思想；操作严谨、科学、规范，有急救安全意识。

2.技能目标　掌握心肺复苏术的基本知识和基本技能，快速判断急救现场，评估患者施救指标，迅速实施心肺复苏术，施救后能做出综合评价，引导后续复苏治疗工作。

（二）护理案例及思考

患者姜某，男性，21岁，大学生，暑假回家务农时触电倒地。

请思考：假如您在现场，该怎么处理？到医院后，医护人员还会应用哪些护理急救技术？

二、实训内容

1.目的　通过实施基础生命支持，建立患者的循环、呼吸功能，保证重要脏器的血液供应，尽快促进心跳、呼吸功能的恢复。

2.准备

（1）环境准备　基于案例触电事件，评估抢救环境电源是否切断，施救地面是否干燥。宽敞平坦，硬质地面，环境安全，适宜抢救。评估抢救现场其他人员和交通运送条件，选择好抢救位置。

（2）护士准备　表明自己是医护人员，明确抢救者身份，做好评估抢救准备。

3.实训内容　见表2-25。

表2-25　心肺复苏术

步骤	内容
素质要求	衣帽整洁，仪表端庄，动作规范，行动敏捷，体现急救意识
用物准备	纱布、手电、血压计、听诊器、心脏按压板，必要时准备床边脚蹬
确认环境安全	环境评估，确认现场环境对施救者和患者均是安全的
判断（10秒内）	判断意识：快步走到患者右侧，双腿跪在地上，轻拍患者双肩，并大声呼叫"您怎么了"，如无反应，可判断为意识丧失 判断心搏：食指和中指触及患者气管正中部（相当于喉结部位），旁开两指，至胸锁乳突肌前缘凹陷处，无颈动脉搏动则表示循环停止 观察呼吸：护士耳朵贴近患者鼻腔听呼吸音，感觉是否有气流通过，观察胸廓起伏情况，无呼吸气流表示呼吸停止
启动应急反应系统	在医院：启动院内应急系统，取自动体外除颤仪（AED）及急救设备 在室外：求助他人帮助并拨打急救电话，记录时间

步骤	内容
摆放体位	患者仰卧于硬板床或硬质地面上，如卧于软床上，其肩背下需垫心脏按压板，去枕、头后仰；解开衣领口、领带、围巾及腰带
胸外按压（成年人单人法）	抢救者站在或跪于患者一侧 按压部位及手法：胸部的中央（胸骨下半部分，两乳头连线中点为按压点），定位手的掌根部接触患者胸部皮肤，另一只手搭在定位手背上，双手重叠，十指交叉相扣，定位手的5个手指翘起，双肘关节伸直，依靠操作者的体重、肘及臂力，有节律地垂直施加压力；每次按压后迅速放松，放松时，定位手的掌根部不离开胸壁，确保胸廓充分回弹 按压深度与频率：成人按压深度5～6cm（即不少于5cm，也不超过6cm），儿童、婴儿至少为胸部前后径的1/3，儿童大约5cm，婴儿大约4cm；正确按压30次，按压频率为100～120次/分，按压力度要均匀适度
开放气道	清理患者口中异物和呕吐物：将患者头偏向一侧，取下活动义齿，食指或中指缠纱布或手帕从口腔一侧伸入，将分泌物或异物带出或抠出 开放气道：①抢救者一只手小鱼际置于患者前额，用力向后压使其头部后仰，另一只手食指、中指置于患者的下颌骨下方，向前上抬起。②仰头抬颈法：抢救者一只手抬起患者的颈部，另一只手以小鱼际部位置于患者前额，使其头后仰，上托颈部。③双下颌上提法：抢救者双肘部置于患者头部两侧，双手食指、中指、无名指放在患者下颌角后方，向上或向后抬起下颌
人工呼吸	口对口人工呼吸法：在患者口鼻处盖上一层单层纱布或隔离膜，抢救者用拇指和食指捏住患者鼻孔以保持其头后仰，双唇紧紧包住患者口部（确保不留空隙），然后吹气使胸廓扩张。吹气完毕后，松开捏鼻孔的手，抢救者头稍抬起进行侧转换气，同时观察患者胸部起伏情况。呼吸频率应保持为每5～6秒呼吸一次（即10～12次/分） 口对鼻人工呼吸法：采用仰头抬颏法开放患者气道，同时抢救者用举颏的手将患者口唇闭紧，深吸一口气后，双唇包住患者鼻部进行吹气，吹气方法与口对口人工呼吸法相同 简易呼吸器人工辅助呼吸：用左手拇指和食指将面罩紧扣于患者口鼻部以固定面罩，中指、无名指和小指放在患者下颌角处，向前上托起下颌以确保面罩密封。右手挤压气囊1/2～2/3，持续1秒，使胸廓抬举，连续进行2次挤压。通气频率应保持为10～12次/分。在有氧情况下，应将简易呼吸器连接氧气，并调节氧流量至少为10～12L/min 人工呼吸频率：按压与人工呼吸的比为30：2
观察心肺复苏效果	按以上步骤反复进行，每5个循环为1个周期，进行复苏效果评估。复苏有效判断：①扪及大动脉（颈、股动脉）搏动；血压维持在60mmHg（或8Kpa）以上。②口唇、面色、甲床等颜色由发绀转红润。③心电图室颤波由细小变粗大，甚至恢复窦性心律。④瞳孔由大变小，对光反应恢复。⑤呼吸逐渐恢复。⑥昏迷变浅，出现反射或挣扎。观看时间，口述复苏成功，继续进一步生命支持如给氧、输液、心电监护等
安置整理	为患者系好裤带、衣扣，撤按压板，头偏向一侧，整理床单位；安慰患者及其家属；洗手，记录

4. 注意事项

（1）护士要沉着冷静，操作严谨规范、争分夺秒，有爱伤观念。对发现无呼吸或不能正常呼吸（喘息样呼吸）的心搏骤停的成年人，应在立即启动紧急救护系统后，立即行心肺复苏术。

（2）胸外心脏按压部位要准确，用力合适，以防胸骨、肋骨压折。严禁按压胸骨角、剑突下及左右胸部。按压力度要适度，过轻达不到效果，过重易造成肋骨骨折、血气胸甚至肝脾破裂等。按压深度成年人为5～6cm，儿童约为5cm，婴儿约为4cm，儿童和婴儿至少为胸部前后径的1/3，并保证每次按压后胸廓回弹。

（3）单一施救者，先开始胸外心脏按压，然后再进行人工呼吸。如为溺水者，先实施人工呼吸，清理呼吸道，开放气道吹5次气后，再行胸外心脏按压。

（4）防止交叉感染，护士可取一块单层纱布覆盖在患者口鼻上。吹气量为500～600mL，以保证胸廓抬起，吹气时间应至少持续1秒。

三、人际沟通要点

1. 人际关系判断与思考　案例情景是一个触电晕厥的21岁年轻人，其亲人的焦急恐惧，需要及时感知。其中与触电年轻人家人（父亲和大伯）进行沟通，表明施救身份非常重要。

2. 人际沟通需要语言交流的几个环节

（1）急救前　评估环境安全；表明身份；请周围人帮助拨打电话"120"和协助急救，说明急救时间。

（2）急救中　数按压次数、抢救轮次；5个急救循环完成，评估判断时的语言表达。

（3）急救成功　复苏成功和时间表达；患者苏醒后，对其进行安抚，等候进一步生命支持。

四、案例导入分析

（一）案例思考

护士针对触电场景，思考对此特殊急救情景的综合急救方法和注意事项。

（二）案例分析

1. 环境判断　在触电场景的急救中，首先要考虑的是安全施救。切断电源、水源，并对地面环境进行评估，这是确保施救者和被救者安全的必要环节。抢救者需判断触电现场是否适宜施救，应先切断电源，然后将被救者移至室外宽敞、硬质且平整的地面实施急救。同时，也要适当考虑围观人群的配合，留出足够的施救空间。

2. 病情分析　抢救者需对患者的病情做出正确的判断，并据此做出施救决策。同时，应向周边群众表明身份，要求拨打"120"求助，并协同进行施救。这体现了急救评估、急救决策及实施心肺复苏技能的熟练度。

3.人文关怀　案例中的患者是一名21岁的大学生，年轻生命的共鸣和同理心激发了我们抢救生命的担当和责任意识。在施救过程中，抢救者应对伤者给予充分的关怀，同时关注伤者家属的焦虑和担忧心理，适当给予安抚。

4.其他措施　医务人员到场后，应迅速启动进一步的生命支持措施，如建立静脉通路、给予氧气吸入、进行心电监护等。同时，应迅速随急救车将患者运送至医院急诊科进行进一步的生命支持。在此过程中，还需注意触电是否伴随其他损伤，如局部皮肤烧伤等，并进行相应的评估和对症处理。

第三章 健康评估 ▷▷▷▷

"健康评估"是护理学专业的基础必修课,它作为基础医学与临床护理专业课程的桥梁,具有承上启下的作用。通过学习这门课程,使学生在掌握身体评估的基本理论和基本方法的基础上,能够独立完成问诊和身体评估。同时,学生能够综合问诊、身体评估,以及实验室和其他检查的结果,做出初步的护理诊断或合作性问题判断。此外,该课程还着重培养学生的人文关怀理念,以及监测患者病情变化和预测疾病发展的能力,为后期临床护理专业课程的学习和临床工作实践奠定坚实的基础。

第一节 问诊

问诊,又称病史采集,是护士通过有目的、有计划的系统询问,向患者或知情者获取健康资料的过程。它是护士与患者建立积极治疗关系的重要途径,问诊的内容包括主诉、现病史、既往史、个人史、家族史及日常生活状态等。

一、实训目标及案例导入

(一)实训教学目标

1.德育目标 尊重和保护患者隐私职业精神;语言交流清晰流畅、礼貌友善。
2.技能目标 掌握问诊的基本内容,用生活中的语言进行系统、高效、全面的询问。

(二)护理案例及思考

患者王某,女性,25岁,职员,3天前因淋雨而发热,自测体温39℃以上,24小时波动不超过1℃,伴汗出、口渴、食欲缺乏,无咳嗽、咳痰,小便量少、色黄,大便尚可。患者自述3天前曾前往某社区办事,后该社区被划为疫情管控区。
请思考:对本患者的问诊要点有哪些?

二、实训内容

1.目的 了解疾病发生、发展、诊治和护理经过,既往健康状况、病史,以及由此产生的生理、心理、社会等方面的反应,明确患者的护理需求,建立积极的护患治疗关系。

2. 准备

（1）环境准备 环境安静、舒适、私密，温度适宜，注意保护患者的隐私。

（2）护士准备 衣帽整洁，沟通技巧恰当。

3. 问诊步骤 问诊是启动护理工作的第一步，也是与护理对象建立积极治疗关系的重要时机，具体问诊步骤与内容见表3-1。

表 3-1 问诊的步骤与内容

步骤	内容
素质要求	衣帽整洁，仪表端庄，语言通俗，重点突出
主诉	患者就诊的主要原因及持续时间（最明显的症状和体征）
现病史	起病情况：患病时间、起病急缓、前驱症状、可能的病因和诱因 主要症状特点：症状出现部位、性质、持续时间、程度，以及影响加重与缓解的因素 病情的发展和演变：主要症状的变化和新症状的出现 伴随症状：伴随症状出现的时间、特点、演变 诊疗经过：何时何地就诊及做过何种检查 一般情况：食欲、二便、精神、睡眠、体重改变等
既往史	预防接种和传染史；使用的药物和过敏史；手术和外伤史、输血史；过去健康情况及疾病的系统回顾
个人史	出生及成长情况；月经史：初潮年龄、行经期、月经周期、末次月经时间或绝经年龄； 婚育史
家族史	直系亲属的健康、患病及死亡情况

4. 注意事项

（1）选择合适的时间 问诊的内容及时间需考虑患者的情绪、病情情况。若为急危重症患者，则需进行重点评估，同时展开积极抢救，待病情平稳，再详细询问。

（2）选择合适的谈话环境 选择安静、舒适和私密性好的环境，光线、温度要适宜。

（3）选择适宜的沟通方式 熟悉患者的文化背景，问诊的语言和行为体现对患者的理解和尊重；对特殊年龄的患者，如老年人、儿童，询问语言应简单、通俗，语速适宜；对情绪异常的患者，应多鼓励和安慰。

（4）注意非语言沟通 运用必要的手势，保持适当的距离，以及在询问过程中保持视线的接触。

三、人际沟通要点

1. 人际关系判断与思考 案例情景是一位年轻女职员，有疫区接触史，因病情需要应及时隔离管理。护士除需及时详细询问接触史，还需了解因病家庭及工作受到的影响，积极安抚家属的恐慌情绪，排查接触者感染情况。

2.人际沟通需要语言交流的几个环节如下

（1）接触史的评估。

（2）恐慌、紧张情绪的安抚。

（3）适度、及时开展隔离管理工作。

四、案例导入分析

（一）案例设计目的

结合疫情，考查学生对此特殊情况的分析判断和救护能力。

（二）案例分析

1.环境判断　问诊环境符合疫情隔离要求。医护人员与患者距离、防护用品、消杀物品配备等。就诊流程通道单向设置等。

2.病情分析　疫情期间的发热首先要考虑疫情感染的可能。围绕疫区接触史这个因素，排查感染密切接触者，以及确保核酸检测为必需环节。撰写流行病学调查记录，明确上报程序。患者在问诊过程中如咳嗽，不宜摘下口罩，有患者分泌物的物品应按照隔离要求处置。

3.人文关怀　安抚、关心患者及其家属，积极的人文关怀能使密切接触者得到及时的救助，还能缩小感染的范围，有利于保障人民群众的健康。

4.其他措施　给予就诊流程指导，个人物品及污染物按要求处置，给予适当的健康教育，如饮食生活护理、发热监测、痰标本留取、核酸检测等。

第二节　体格检查

体格检查是护士运用自己的感官或借助简单的工具，了解身体状况的评估方法。常用的器具有体温表、血压计、听诊器、叩诊锤、直尺、手电筒、消毒棉签、压舌板等。

一、实训目标及案例导入

（一）实训教学目标

1.德育目标　尊重和保护患者隐私职业精神；操作严谨、科学、规范，具有良好的人际沟通能力。

2.技能目标　掌握体格检查的基本知识和基本技能；根据临床表现进行重点突出的体格检查。

（二）护理案例及思考

患者张某，女性，32岁，发热、咳嗽5天，因"肺炎"入院。责任护士已对其进行全面系统的问诊，现需要对其进行体格检查。

请思考：体格检查有哪些方法？检查中需要注意哪些问题？

二、实训内容

1.目的 进一步验证问诊中获得的有临床意义的症状，发现患者的体征。

2.准备

（1）环境准备 安静、舒适和有私密性，室温适宜，光线自然。

（2）护士准备 衣帽整洁，举止端庄，态度和蔼。

3.实训内容

（1）基本方法 体格检查的基本方法包括视诊、触诊、叩诊和听诊，具体操作方法见表3-2。

表 3-2 体格检查基本方法

步骤	内容
素质要求	衣帽整洁，仪表端庄，动作规范
视诊	视诊：用视觉来观察患者全身或局部表现的诊断方法 一般视诊：性别、年龄、发育、体型、意识、面容、体位、姿势和步态等 局部视诊：皮肤出血点、巩膜黄染、颈动脉搏动、颈静脉怒张、胃肠蠕动波、关节畸形等
触诊	触诊：通过手的感觉，来判断触及的内脏器官及躯体部分的物理特征的一种诊断方法 浅部触诊法：触及的深度约为1cm，将一只手放在被检查部位，用掌指关节和腕关节的协同动作以旋转或滑动的方式轻压触摸 深部触诊法：用单手或两手重叠由浅入深，逐渐加压以达到深部脏器，可触及的深度常在2cm以上，有时可达4~5cm
叩诊	叩诊：用手指叩击身体某一部位，使之震动而产生音响，根据震动和声响的特点来判断被检查部位的脏器状态有无异常的方法 直接叩诊法：右手指掌面直接拍击被检查部位 间接叩诊法：左手中指第二指节紧贴于叩诊部位，其余手指稍微抬起；右手中指自然弯曲，指端叩击左手第二节指骨的远端
听诊	听诊：根据患者身体各部分活动时发出的声音判断正常与否的方法 直接听诊法：将耳直接贴于被检查者的体壁上进行听诊 间接听诊法：利用听诊器进行听诊
嗅诊	嗅诊：通过嗅觉判断发自患者的异常气味与疾病之间关系的一种方法，用手将患者散发的气味扇向自己的鼻部，仔细判别气味的特点与性质

（2）全身体格检查　全身体格检查的内容比较多，一定要按顺序依次进行，可避免遗漏或重复。在遵循基本原则的基础上，可根据自己的习惯及受检者的不同，选择适宜的顺序。具体全身体格检查顺序见表3-3。

表3-3　全身体格检查顺序表

步骤	内容
准备	与患者进行沟通，了解患者的病史和当前健康状况
观察一般情况	观察患者的面色、神态、营养状况、体位、姿势和步态等，以获取患者的整体印象
测量生命体征	测量体温、脉搏、呼吸和血压等，评估患者的生命状态
头部检查	检查患者的头部外形、头发分布、头皮情况、面部特征、眼睛、耳朵、鼻子、口腔和牙齿等
颈部检查	检查患者的颈部外形、皮肤、淋巴结、甲状腺、气管和血管等
胸部检查	包括胸廓外形、乳房、肺和心脏的检查，如通过视、触、叩、听方法检查肺部和心脏，以评估其功能状态
腹部检查	检查患者的腹部外形、皮肤、腹壁紧张度、压痛和反跳痛等，以及肝、脾、肾等内脏器官的情况
四肢、关节检查	检查患者的四肢形态、肌肉力量、关节活动度和感觉等
神经系统检查	包括感觉、运动、反射和脑膜刺激征等方面的检查，以评估患者的神经系统功能
记录并分析	将体格检查的结果详细记录在病历中，为分析和诊断提供依据

4.注意事项

（1）护士在体检前应关心体贴患者，并与患者进行简短的交谈，以争取患者的合作。

（2）检查时，应在适当的光线、室温和安静的环境中进行。

（3）在操作过程中，动作要细致、轻柔且准确。

（4）体格检查应按照一定的顺序进行，对于病情严重的患者，应重点进行检查，待病情好转后，再进行必要的补充检查。

三、人际沟通要点

1.人际关系判断与思考　在案例情景中，患者呈现出发热症状。结合病史，我们需要判断这是普通发热，还是由流行性传染疾病导致的发热。对于传染病发热患者，在进行体查时，医务人员必须穿戴隔离衣、口罩和手套，并做好相应的隔离和消毒工作。

2.人际沟通需语言交流的环节　①环境评估：首先评估检查环境的温度是否适宜。②表明身份：向患者明确表明自己的身份，进行语言沟通。③检查动作力度：在检查过程中，询问患者检查动作的力度是否合适。④检查工具操作：关注检查工具的操作是否给患者增加了不适感。⑤询问感受：询问患者接受检查时的感觉，以确保检查的舒适性和患者的接受度。

四、案例导入分析

（一）案例思考

护士需要思考针对女性肺部感染，患者胸部视诊、触诊、叩诊、听诊的综合实施体格检查方法和注意事项。

（二）案例分析

1.技能操作　护士应熟练掌握基本检查方法，这是体格检查的基本要求。例如，当患者出现咳嗽症状时，护士应重点进行胸部听诊检查。

2.病情分析　针对肺炎女性患者，护士应具备评判性思维，对案例进行全面分析。结合病史，护士应通过观察患者咽喉部、面色等情况，并在肺部听诊、触诊、叩诊等方面进行熟练掌握，以准确评估患者病情。

3.人文关怀　护士在实施体格检查的过程中，应尊重和保护患者的隐私，动作要轻柔、准确。同时，在检查过程中要注意对患者的保暖，并通过适当的交流来舒缓患者的紧张情绪。

第三节　心电图检查

心电图检查是利用心电图机从体表记录心脏每一心动周期所产生电活动变化的曲线图形。心脏在每个心动周期中，由起搏点、心房、心室相继兴奋，伴随着生物电的变化，通过心电图机从体表引出多种形式的电位变化的图形。心电图是心脏兴奋的发生、传播及恢复过程的客观指标。心电图是冠心病诊断中最早、最常用和最基本的诊断方法。

一、实训目标及案例导入

（一）实训教学目标

1.德育目标　具有人文关怀和良好沟通能力；保护患者隐私；操作严谨、规范。

2.技能目标　掌握心电图操作的基本知识和基本技能，能判断常见心电图的临床意义。

（二）护理案例及思考

患者李某，女性，19岁，大学生，在入学体检时需对其进行心电图检查。

请思考：临床一般在什么情况下需要做心电图检查？心电图各波段有什么意义？

二、实训内容

1.目的　了解心脏的电活动是否正常。

2.准备

（1）环境准备　检查室安静、温暖，备屏风或拉帘保护患者隐私。

（2）患者准备　暴露胸部，预先清洁皮肤或剃毛。

3.实训内容　心电图操作步骤与方法见表3-4。

表3-4　心电图操作流程

步骤	内容
素质要求	衣帽整洁，仪表端庄，操作规范
用物准备	准备心电图机、心电图纸、棉签、导电膏、毛巾被、屏风等
皮肤处理和电极安置	检查心电图机器，调定心电图机器上的标准电压 用乙醇或生理盐水清洁放置电极处的皮肤。首先，连接肢体导联：右腕接红线，左腕接黄线，左内踝接绿线，右内踝接黑线。再连接胸导联：V_1置于胸骨右缘第四肋间，V_2置于胸骨左缘第四肋间，V_3置于V_2与V_4连线中点，V_4置于左锁骨中线与第五肋间交点，V_5置于左腋前线平第五肋间，V_6置于左腋中线平第五肋间。最后，检查所有电极位置是否正确
描记	指导患者放松，平静呼吸；观察描记质量控制，按开始完成心电图记录；注意观察患者的反应；关闭电源；记录信息
描记结束	整理用物，协助患者整理衣物

4.注意事项

（1）保护患者隐私。在必要时，用屏风进行遮挡。

（2）导线连接正确。在描记前后，要再次检查导线是否连接正确。

（3）识别、减少和消除伪差。对于基线不稳、交流电干扰、机电干扰等情况，应及时识别并排除。

三、人际沟通要点

1.人际关系判断与思考　案例情景是一位需要体检的年轻人。

2.人际沟通需要语言交流的环节如下

（1）环境评估，温湿度适宜。

（2）告知检查目的，取得患者配合。

（3）安抚患者，缓解其紧张的心情。

四、案例导入分析

（一）案例思考

护士要考虑针对年轻女性患者进行心电图检查的操作过程与注意事项。

（二）案例分析

1.环境判断　检查应在专用检查室内进行，门窗应关闭或设有屏风遮挡，确保光线明亮且操作空间宽敞。

2.人文关怀　年轻患者通常就诊经历较少，因此需特别注意语言沟通的技巧，以缓解其紧张情绪。对于年轻患者，在操作中需配合暴露胸部连接导线，她们可能感到害羞和紧张，护士应用同理心对待，给予安抚，动作要轻柔、准确，并注意保护患者的隐私。

3.其他措施　针对年轻患者对心电图检查配合及结果不了解的情况，护士应耐心告知检查要求，安抚学生不要紧张。在天气寒冷时，护士应为患者遮盖保暖。如发现心电图异常，应及时建议联系相关医生并反馈检查结果。

第四节　病历书写

护理病历是护理人员对患者的病情观察和实施护理措施的原始记载，它总结了有关患者的健康资料、护理诊断、计划和实施、效果评价和健康教育等护理活动。护理病历包括文字、符号、图表等多种资料形式，其主要内容涵盖体温单、医嘱单、入院护理评估单、护理记录单、手术记录单及健康教育单等。

一、实训目标及案例导入

（一）实训教学目标

1.德育目标　培养客观、真实、严谨的职业素养，具有评判性思维和综合分析能力。

2.技能目标　掌握病历书写的基本要求，具有规范、及时书写病历的能力。

（二）护理案例及思考

患者徐某，60岁，退休工人，初中文化，已婚，妻子无业，育有一子，大学毕业。咳嗽、咳痰已有20余年，近期加重2周，伴发热1周。痰呈黏液黄脓状，不易咳出，每日痰液量约为30mL，胸闷，动则气促，伴头痛。无肝炎，无肺结核等传染病史，无过敏史，无高血压、心脏病史。吸烟史已有40余年，每日吸1包烟，3年前已戒烟。

患者平时外出时间较少，与周围邻居间交往也很少，故心情较抑郁、讲话少。检查：T37.5℃，P100次/分，R26次/分，BP136/84mmHg，神志尚清，营养一般，皮肤弹性稍差，呼吸急促，口唇发绀，胸廓呈桶状，呼吸运动减弱，呼气延长，两肺可听到散在的哮鸣音和干啰音，右下肺部可听到细湿啰音，剑突下心搏，心音遥远，心律齐，心率100次/分，腹软，肝脾未触及，肝颈反流综合征阴性，两下肢无水肿。

请思考：以上信息应如何记录？记录信息的主要目的是什么？

二、实训内容

1. 目的　规范书写护理病历。

2. 准备　病历纸、笔。

3. 实训内容　具体护理病历书写内容与要求见表3-5。

表 3-5　护理病历书写内容与要求

步骤	内容
素质要求	衣帽整洁，仪表端庄，书写规范
体温单	生命体征及其他客观记录的数据、单位、符号需准确清晰；药物过敏试验记录应完备。记录内容必须真实，与实际相符
医嘱单	皮试、输血、术前用药、特殊用药、特殊治疗等执行时间需与实际相符，执行者需签名确认；应正确填写药敏试验结果；执行护嘱需及时、准确，能体现护嘱的连续性，终止时应有记录
入院护理病历	护理病历的首页：对新入院患者实施全面系统评估的内容记录；责任护士或值班护士在患者入院24小时内完成。护理病历内容包括一般资料、健康史、体格检查、辅助检查和初步护理诊断等，多采用表格式为主的混合式形式
护理计划单	为患者制订护理计划的书面记录，记录患者在住院期间存在的护理诊断或合作性问题、实施的护理措施及护理效果，提示出院时仍存在的问题，需在出院后进一步采取的措施
其他护理记录	首次护理记录：由责任护士或值班护士在本班次内完成，内容包括患者姓名、年龄、性别、入院原因；目前的主要症状、体征及重要的辅助检查结果；主要护理诊断及拟实施的主要护理措施 日常护理记录：内容包括病情变化、护理措施效果评价；特殊检查与治疗情况、记录时间；新入院患者当天需记录；术前、手术当日及术后第1天均需记录；记录频率依据病情而定 出院记录：简要概述健康史及出院诊断；住院期间的主要健康问题及所采取的主要护理措施；当前健康状况及存在的健康问题；出院后的注意事项 危重患者护理记录：记录时间需具体到分钟，包括首页记录、常规指标记录、管道护理记录、病情观察、所采取措施及效果；记录需及时完成

续 表

步骤	内容
健康教育计划	入院教育：指患者入院时进行的宣传教育 住院期间教育：在住院期间，根据疾病的诊治措施，有针对性地进行健康教育 出院教育：指患者出院前进行的宣传教育

4.注意事项

（1）内容真实、客观。

（2）描述准确、精炼。

（3）记录及时、规范，字迹清晰、工整。

三、案例导入分析

（一）案例思考

护士需要思考临床案例信息梳理和规范书写护理病历的方法。

（二）案例分析

1.信息整理 护士整理案例信息，并对其分类，记录符合护理病历书写的基本要求。

2.临床思维 护士在病历书写中要突出患者的病情特点、护理需求和护理程序应用。

第四章 实践作业与报告 ▷▷▷▷

　　根据护理学专业学生的德育培养和形成性评价教学考核要求，教材内容以实训教学科目为核心，设计了实训作业、实训报告、实训操作考核等过程性评价项目。其中，"护理人文修养""基础护理学""健康评估"三门课程均包含了见习报告项目。所有项目内容均以表格形式呈现，并在评分标准中融入了"五术"德育培养要求，设置了德育综合评价标准。实训作业、实训报告及评价考核等成绩可作为学生相关课程学习的平时成绩资料。此外，实践作业与报告内容分为护理人文修养、基础护理学和健康评估3个部分，供师生学习和参考使用。

第一节　护士人文修养

项目一：护士日常交往礼仪作业

组别：　　　　学号：　　　　姓名：　　　　班级：　　　　完成时间：　　年　　月　　日

理论老师		实训老师		成绩	

一、填空

1. 护士在日常交往中会面礼仪的主要内容有＿＿＿＿＿＿＿＿＿＿＿＿＿＿＿＿＿。
2. 礼仪的基本原则为＿＿＿＿＿＿＿＿＿＿＿＿＿＿＿＿＿＿＿＿＿＿＿＿＿＿＿。
3. 握手礼的原则为＿＿＿＿＿＿＿＿＿＿＿＿＿＿＿＿＿＿＿＿＿＿＿＿＿＿＿＿。

二、案例思考（建议以案例为核心思考护士日常交往礼仪的要点及实施）

　　护理学专业学生张某准备和同学李某一起参加社区志愿者服务活动，给社区老年人进行高血压知识宣传，面对社区老年人，应如何做才符合护士日常交往礼仪的要求？

三、学习中的疑难点

项目二：护士日常交往礼仪实训报告

组别：　　　学号：　　　姓名：　　　班级：　　　完成时间：　　年　　月　　日

理论老师		实训老师		成绩	

一、实训要点记录

1. 仪容仪表

（1）妆容

（2）发饰

（3）着装

（4）微笑礼

（5）注视礼

2. 会面礼仪

（1）称谓礼

（2）介绍礼

（3）致意礼

（4）握手礼

（5）鞠躬礼

（6）乘梯礼

二、情景设计及礼仪技巧运用（设计一个会面小场景，并说明日常交往礼仪的应用）

三、自我评价

四、小组评价

五、反思体会

六、教师评语（教师根据同学们的表现用"√"做出以下评价）

1. 训练认真　　　　2. 掌握护士基本工作礼仪知识　　　　3. 能具体实施
4. 能勤于思考　　　　5. 团队合作好　　　　6. 总体达到教学目标

教师签名：　　　时间：

项目三：护士基本工作礼仪作业

| 组别： | | 学号： | | 姓名： | | 班级： | | 完成时间：　年　　月　　日 |

| 理论老师 | | 实训老师 | | 成绩 | |

一、填空

1. 护士职业礼仪的基本要求有＿＿＿＿＿＿＿＿＿＿＿＿＿＿＿＿＿＿＿＿＿＿＿＿＿＿。

2. 护士基本工作礼仪的内容有＿＿＿＿＿＿＿＿＿＿＿＿＿＿＿＿＿＿＿＿＿＿＿＿＿＿。

3. 坐姿要求入座时要轻稳，臀部坐在椅子＿＿＿＿＿＿＿处，两手分别放在膝上（女性双手叠放在大腿中部），双目平视，下颌微收，面带微笑。

二、案例情景思考（建议以案例为核心，思考护士基本工作礼仪的要点及实施）

　　护士王某推着治疗车给责任患者李爷爷送口服药物，王某应如何按照护士基本工作礼仪要求来完成这项工作？

三、学习中的疑难点

项目四：护士基本工作礼仪实训报告

组别：　　　　学号：　　　　姓名：　　　　班级：　　　　完成时间：　　年　　月　　日

理论老师		实训老师		成绩	

一、实训要点记录

1. 站姿

2. 坐姿

3. 行姿

4. 蹲姿

5. 持物

（1）端治疗盘

（2）持病历夹

6. 推治疗车

7. 物品递接

二、情景设计及礼仪技巧运用（设计一个护士工作小场景并说明工作礼仪的应用）

三、自我评价

四、小组评价

五、反思体会

六、教师评语（教师根据同学们的表现用"√"做出以下评价）：

1. 训练认真 　　　　2. 掌握护士基本工作礼仪知识 　　　　3. 能具体实施
4. 能勤于思考 　　　　5. 团队合作好 　　　　6. 总体达到教学目标

教师签名：　　　　时间：

项目五：护士人际沟通礼仪作业

组别：		学号：		姓名：		班级：		完成时间： 年 月 日
理论老师			实训老师			成绩		

一、填空

1. 非语言沟通的形式包括_____、_____、_____和_____。

2. 语言沟通的技巧包括_____。

3. 人际沟通的层次分为_____

_____5个层次。

二、案例情景思考（建议以案例为核心，思考护士人际沟通礼仪的要点及实施）

　　孙某，男性，42岁，心脏瓣膜手术后恢复良好，今日输液后突然发生心搏骤停，医护人员全力抢救，家属在旁哭声不断，此时护士应该怎样与家属沟通？

三、学习中的疑难点

项目六：护士人际沟通礼仪实训报告

组别：　　　学号：　　　姓名：　　　班级：　　　完成时间：　年　月　日

理论老师		实训老师		成绩	
一、实训要点记录 1.仪表仪容 2.非语言沟通 （1）身势语 （2）界域语 （3）体触语 （4）其他 3.语言沟通 （1）迎或送语言 （2）治疗性沟通 （3）电话沟通					
二、情景设计及礼仪技巧运用（设计一个护士工作小场景并说明人际沟通的应用）					
三、自我评价					
四、小组评价					
五、反思体会					
六、教师评语（教师根据同学们的表现用"√"做出以下评价）： 1.训练认真　　2.掌握护士基本工作礼仪知识　　3.能具体实施 4.能勤于思考　　5.团队合作好　　　　　　6.总体达到教学目标 　　　　　　　　　　　　　　　　　　　教师签名：　　　时间：					

项目七:《护理人文修养》见习报告

学号:　　　　　姓名:　　　　　班级:　　　　　完成时间:　　年　　月　　日

姓名		学号		见习场所	
调研内容	护士人际沟通		形式	临床见习（　　）线上见习（　　）	
目标及要求	目标：1. 与新入院患者的沟通内容和技巧 　　　2. 对住院患者及其家属实施健康教育中的沟通内容和技巧 　　　3. 治疗中护患沟通的过程和方法、交流内容和要求 　　　4. 护士与护士、医护、临床护理师生之间沟通内容与技巧 方法：1. 见习前先复习和理解教材内容，查找有关资料 　　　2. 到医院跟随带教老师观摩护士人际沟通的情况 　　　3. 小组汇报完成调研报告 要求：1. 以小组为单位，利用见习时间观察，讨论 　　　2. 见习地点为附属医院各个临床科室 　　　3. 以小组为单位制作幻灯片，5～10分钟，汇报形式不限 　　　4. 每位同学提交一份见习调研报告与PPT作为平时成绩				
报告内容 （所闻图文 并茂）， 可附页					
教师评分评语	评语： 总分： 　　　　　　　　　　　　　　　教师签名：　　年　　月　　日				

第二节　基础护理学

项目一：铺备用床（暂空床）实训作业

组别：　　　　学号：　　　　姓名：　　　　班级：　　　　完成时间：　　年　　月　　日

理论教师		实训教师		成绩	

一、填空

1. 铺备用床的目的是_____。

2. 铺暂空床的目的是_____。

3. 铺备用床（暂空床）需准备的用物有_____

_____。

二、操作流程（请用思维导图的方式呈现）

三、收集至少一种铺床法的操作口诀（请标注来源）

四、学习中的疑难点

项目二：铺备用床（暂空床）实训报告

组别：　　　学号：　　　姓名：　　　班级：　　　完成时间：　　年　　月　　日

理论老师		实训老师		成绩	

一、以流程图回顾操作步骤

二、实训反思记录（可从4个方面反思：①实训中掌握较好的技能。②人文关怀与人际沟通的体会。③操作中的缺点、易错处。④改进思考）

三、案例情景思考

　　某医院泌尿外科有一位患者即将出院，该患者所在的病房是四人间，出院后，护士王某对其床单位进行整理，整理完毕后需重新铺床，此时该病房内有一位患者正在吃早餐，另有一位患者正在进行雾化吸入。请思考：如果您是护士王某，应该如何整理刚出院患者床单位？在重新铺床的过程中，需要注意哪些事项？

四、小组评价

1. 实训表现与团队合作：

2. 小组考核结果：

　　　　　　　　　　　　　　　　　　　　　　小组长（成员）：

五、教师评价（教师根据同学们的表现用"√"做出以下评价）

1. 德育目标达标情况：优　良　一般　差　　　2. 专业目标达标情况：优　良　一般　差

3. 案例分析综合表现：优　良　一般　差　　　4. 总体达到教学目标：优　良　一般　差

5. 建议：

　　　　　　　　　　　　　　　　　　　　教师签名：　　　　时间：

项目三：铺麻醉床实训作业

组别：　　　　学号：　　　　姓名：　　　　班级：　　　　完成时间：　　年　　月　　日

理论老师		实训老师		成绩	

一、填空

1. 铺麻醉床的适应证有 _____ 。

2. 铺麻醉床的目的是 _____；_____；_____ 。

3. 铺麻醉床比铺备用床需多准备的用物有 _____ 。

二、操作流程（请用思维导图方式呈现）

三、列表比较三种铺床法

种类	目的	适应证
备用床		
暂空床		
麻醉床		

四、学习中的疑难点

项目四：铺麻醉床实训报告

组别：　　　　学号：　　　　姓名：　　　　班级：　　　　完成时间：　　年　　月　　日

理论老师		实训老师		成绩	

一、以流程图回顾操作步骤

二、实训反思记录（可从 4 个方面反思：①实训中掌握较好的技能。②人文关怀与人际沟通的体会。③操作中的缺点、易错处。④改进思考）

三、案例情景思考

患者张某，男性，8 岁，在全身麻醉下行疝气修补术，手术完毕后由平车推入病房。请思考：在麻醉恢复前需要准备哪些物品？

四、小组评价

1. 实训表现与团队合作：

2. 小组考核结果：

小组长（成员）：

五、教师评价（教师根据同学们的表现用"√"做出以下评价）

1. 德育目标达标情况：优　良　一般　差　　2. 专业目标达标情况：优　良　一般　差

3. 案例分析综合表现：优　良　一般　差　　4. 总体达到教学目标：优　良　一般　差

5. 建议：

教师签名：　　　　　时间：

项目五：卧床患者更换床单法实训作业

组别： 学号： 姓名： 班级： 完成时间： 年 月 日

理论老师		实训老师		成绩	

一、填空

1. 为卧床患者更换床单的目的是＿＿＿＿＿＿＿＿＿＿＿＿＿＿＿＿＿＿＿＿＿＿＿＿＿＿＿＿＿＿＿。
2. 为卧床患者更换床单的适应证有＿＿＿＿＿＿＿＿＿＿＿＿＿＿＿＿＿＿＿＿＿＿＿＿＿＿＿＿＿。
3. 为卧床患者更换床单需准备的用物有＿＿＿＿＿＿＿＿＿＿＿＿＿＿＿＿＿＿＿＿＿＿＿＿＿＿＿
＿＿。

二、操作流程（请用思维导图方式呈现）

三、列表比较四种铺床法

种类	目的	操作区别点
备用床		
暂空床		
麻醉床		
卧床患者更换床单		

四、学习中的疑难点

项目六：卧床患者更换床单法实训报告

组别：　　　　学号：　　　　姓名：　　　　班级：　　　　完成时间：　　年　　月　　日

理论老师		实训老师		成绩	

一、以流程图回顾操作步骤

二、实训反思记录（可从 4 个方面反思：①实训中掌握较好的技能。②人文关怀与人际沟通的体会。③操作中的缺点、易错处。④改进思考）

三、案例情景思考

　　患者李某，男性，58 岁，诊断为"脑出血"入院，神志昏迷，床单被呕吐物污染，其正在接受静脉输液治疗。护士在为其更换床单的操作过程中有哪些注意事项？

四、小组评价

1. 实训表现与团队合作：

2. 小组考核结果：

小组长（成员）：

五、教师评价（教师根据同学们的表现用"√"做出以下评价）

1. 德育目标达标情况：优　良　一般　差　　2. 专业目标达标情况：优　良　一般　差

3. 案例分析综合表现：优　良　一般　差　　4. 总体达到教学目标：优　良　一般　差

5. 建议：

教师签名：　　　　时间：

项目七：运送患者法实训作业

组别：　　　学号：　　　姓名：　　　班级：　　　完成时间：　　年　　月　　日

理论老师		实训老师		成绩	

一、填空

1. 平车运送患者时头部置于＿＿＿＿＿＿＿＿＿＿，上下坡时头部置于＿＿＿＿＿＿＿＿＿＿。

2. 一人搬运法，操作要点有＿＿＿＿＿＿＿＿＿＿＿＿＿＿＿＿＿＿＿＿＿＿＿＿＿＿＿＿。

3. 二人搬运法，操作要点有＿＿＿＿＿＿＿＿＿＿＿＿＿＿＿＿＿＿＿＿＿＿＿＿＿＿＿＿。

4. 三人搬运法，操作要点有＿＿＿＿＿＿＿＿＿＿＿＿＿＿＿＿＿＿＿＿＿＿＿＿＿＿＿，
＿＿。

5. 用轮椅运送患者的注意事项有＿＿＿＿＿＿＿＿＿＿＿＿＿＿＿＿＿＿＿＿＿＿＿＿＿＿＿
＿＿。

二、操作流程（请用思维导图方式呈现）

三、简述运送患者需注意的事项

四、学习中的疑难点

项目八：运送患者法实训报告

组别：　　　　学号：　　　　姓名：　　　　班级：　　　　完成时间：　　年　　月　　日

理论老师		实训老师		成绩	

一、以流程图回顾操作步骤

二、实训反思记录（可从 4 个方面反思：①实训中掌握较好的技能。②人文关怀与人际沟通的体会。③操作中的缺点、易错处。④改进思考）

三、案例情景思考

　　一位因车祸导致颈椎损伤伴右下肢骨折的患者被送入急诊室，需紧急手术，急诊科护士王某负责运送该患者。请思考：她该如何处理？

四、小组评价

1. 实训表现与团队合作：
2. 小组考核结果：

　　　　　　　　　　　　　　　　　　　　　　　　小组长（成员）：

五、教师评价（教师根据同学们的表现用"√"做出以下评价）

1. 德育目标达标情况：优　良　一般　差　　2. 专业目标达标情况：优　良　一般　差
3. 案例分析综合表现：优　良　一般　差　　4. 总体达到教学目标：优　良　一般　差
5. 建议：

　　　　　　　　　　　　　　　　　教师签名：　　　　　时间：

项目九：无菌技术实训作业

组别： 　　学号： 　　姓名： 　　班级： 　　完成时间： 年 月 日

理论老师		实训老师		成绩	

一、填空

1. 无菌技术是_____。

2. 无菌技术操作的目的是_____。

二、操作流程（请用思维导图方式呈现）

三、作为护士，如何理解无菌技术意义，以及在实施无菌技术操作时要遵守哪些原则

四、学习中的疑难点

项目十：无菌技术实训报告

组别：　　　　学号：　　　　姓名：　　　　班级：　　　　完成时间：　年　月　日

理论老师		实训老师		成绩	

一、以流程图回顾操作步骤

二、实训反思记录（可从 4 个方面反思：①实训中掌握较好的技能。②人文关怀与人际沟通的体会。③操作中的缺点、易错处。④改进思考）

三、案例情景思考

　　患者赵某，男性，47 岁，肺癌术后实施化疗，王某护士为其行经外周中心静穿刺（PICC）置管操作。请思考：在穿刺前，王某护士怀疑自己的手套被污染，此时应如何处理？

四、小组评价

1.实训表现与团队合作：

2.小组考核结果：

小组长（成员）：

五、教师评价（教师根据同学们的表现用"√"做出以下评价）

1.德育目标达标情况：优　良　一般　差　　2.专业目标达标情况：优　良　一般　差

3.案例分析综合表现：优　良　一般　差　　4.总体达到教学目标：优　良　一般　差

5.建议：

教师签名：　　　　时间：

项目十一：穿脱隔离衣实训作业

组别： 学号： 姓名： 班级： 完成时间： 年 月 日

理论老师		实训老师		成绩	

一、填空

1. 穿、脱隔离衣的目的是＿＿＿＿＿＿＿＿＿＿＿＿＿＿＿＿＿＿＿＿＿＿＿＿＿＿＿＿＿＿。

2. 穿、脱隔离衣过程中避免污染＿＿＿＿＿、＿＿＿＿＿、＿＿＿＿＿和＿＿＿＿＿，始终保持＿＿＿＿＿清洁。

二、操作流程（请用思维导图方式呈现）

三、作为护士，在什么情况下应穿隔离衣

四、学习中的疑难点

项目十二：穿脱隔离衣实训报告

组别：　　　　学号：　　　　姓名：　　　　班级：　　　　完成时间：　　年　　月　　日

理论老师		实训老师		成绩	

一、以流程图回顾操作步骤

二、实训反思记录（可从 4 个方面反思：①实训中掌握较好的技能。②人文关怀与人际沟通的体会。③操作中的缺点、易错处。④改进思考）

三、案例情景思考题

　　护士即将为一位肺结核活动期患者进行静脉输液治疗。请思考：如果您是该护士，应采取什么隔离措施

四、小组评价

1. 实训表现与团队合作：

2. 小组考核结果：

小组长（成员）：

五、教师评价（教师根据同学们的表现用"√"做出以下评价）

1. 德育目标达标情况：优　良　一般　差　　2. 专业目标达标情况：优　良　一般　差

3. 案例分析综合表现：优　良　一般　差　　4. 总体达到教学目标：优　良　一般　差

5. 建议：

教师签名：　　　　时间：

项目十三：口腔护理实训作业

组别：　　　　学号：　　　　姓名：　　　　班级：　　　　完成时间：　　年　　月　　日

理论老师		实训老师		成绩	

一、填空

1. 口腔护理的目的是_____。

2. 口腔护理过程中应注意的事项有_____

_____。

二、操作流程（请用思维导图方式呈现）

三、查阅文献，介绍与口腔护理相关的最新研究内容（请标注参考文献）

四、学习中的疑难点

项目十四：口腔护理实训报告

组别：　　　　学号：　　　　姓名：　　　　班级：　　　　完成时间：　　年　　月　　日

理论老师		实训老师		成绩	

一、以流程图回顾操作步骤

二、实训反思记录（可从4个方面反思：①实训中掌握较好的技能。②人文关怀与人际沟通的体会。③操作中的缺点、易错处。④改进思考）

三、案例情景思考

　　患者陈某，男性，40岁，昏迷，因重症肺炎而呼吸困难，持续一周使用呼吸机，今日发现口腔黏膜和舌苔出现白色片状分泌物，不易拭去。请思考：护士为其进行口腔护理时需评估哪些内容？应选何种口腔护理液？护理过程有哪些注意事项

四、小组评价

1. 实训表现与团队合作：

2. 小组考核结果：

　　　　　　　　　　　　　　　　　　　　　小组长（成员）：

五、教师评价（教师根据同学们的表现用"√"做出以下评价）

1. 德育目标达标情况：优　良　一般　差　　2. 专业目标达标情况：优　良　一般　差

3. 案例分析综合表现：优　良　一般　差　　4. 总体达到教学目标：优　良　一般　差

5. 建议：

　　　　　　　　　　　　　　　　　　　　　教师签名：　　　　时间：

项目十五：床上擦浴实训作业

组别： 　　学号： 　　姓名： 　　班级： 　　完成时间： 　年　　月　　日

理论老师		实训老师		成绩	

一、填空

1. 上肢擦浴的顺序为_____。

2. 下肢擦浴的顺序为_____。

3. 床上擦浴的手法为_____。

二、操作流程（请用思维导图方式呈现）

三、简述床上擦浴的注意事项

四、学习中的疑难点

项目十六　床上擦浴实训报告

组别：　　　　学号：　　　　姓名：　　　　班级：　　　　完成时间：　　年　　月　　日

理论老师		实训老师		成绩	

一、以流程图回顾操作步骤

二、实训反思记录（可从 4 个方面反思：①实训中掌握较好的技能。②人文关怀与人际沟通的体会。③操作中的缺点、易错处。④改进思考）

三、案例情景思考

　　患者林某，女性，68 岁，主诉：头痛、咽痛伴发热 2 天。体检：T39.5 度，R24 次/分，P96 次/分，BP120/82mmHg，神志清楚，扁桃体化脓，颌下淋巴结肿大，心肺无明显异常。诊断：急性上呼吸道感染。医嘱：物理降温。请思考：护士可用哪些方法为患者物理降温？在护患沟通中，如何对患者提供健康教育

四、小组评价

1. 实训表现与团队合作：

2. 小组考核结果：

　　　　　　　　　　　　　　　　　　　　小组长（成员）：

五、教师评价（教师根据同学们的表现用"√"做出以下评价）

1. 德育目标达标情况：优　良　一般　差　　2. 专业目标达标情况：优　良　一般　差

3. 案例分析综合表现：优　良　一般　差　　4. 总体达到教学目标：优　良　一般　差

5. 建议：

　　　　　　　　　　　　　　　　　　教师签名：　　　　　时间：

项目十七：床上洗头实训作业

组别：　　　　学号：　　　　姓名：　　　　班级：　　　　完成时间：　　年　　月　　日

理论老师		实训老师		成绩	

一、填空

　　床上洗头的目的是_____

_____。

二、操作流程（请用思维导图方式呈现）

三、简述床上洗头的注意事项

四、学习中的疑难点

项目十八：床上洗头实训报告

组别：　　　　学号：　　　　姓名：　　　　班级：　　　　完成时间：　　年　　月　　日

理论老师		实训老师		成绩	

一、以流程图回顾操作步骤

二、实训反思记录（可从 4 个方面反思：①实训中掌握较好的技能。②人文关怀与人际沟通的体会。③操作中的缺点、易错处。④改进思考）

三、案例情景思考

　　患者王某，女性，30 岁，车祸后因脊柱损伤导致瘫痪，生活不能自理，长期卧床无法自行洗头。请思考：如何对患者实施床上洗头？

四、小组评价

1.实训表现与团队合作：

2.小组考核结果：

　　　　　　　　　　　　　　　　　　小组长（成员）：

五、教师评价（教师根据同学们的表现用"√"做出以下评价）

1.德育目标达标情况：优　良　一般　差　　2.专业目标达标情况：优　良　一般　差

3.案例分析综合表现：优　良　一般　差　　4.总体达到教学目标：优　良　一般　差

5.建议：

　　　　　　　　　　　　　　　　教师签名：　　　　时间：

项目十九：生命体征测量实训作业

组别：　　　学号：　　　姓名：　　　班级：　　　完成时间：　　年　　月　　日

理论老师		实训老师		成绩	

一、填空

1. 生命体征是指_____。

2. 体温测量的操作目的是_____。

3. 脉搏测量的操作目的是_____。

4. 呼吸测量的操作目的是_____。

5. 血压测量的操作目的是_____。

二、操作流程（请用思维导图方式呈现）

三、查阅文献资料，介绍血压监测技术的最新研究进展（请标注参考文献）

四、学习中的疑难点

项目二十：生命体征测量实训报告

组别：　　　　学号：　　　　姓名：　　　　班级：　　　　完成时间：　　年　　月　　日

理论老师		实训老师		成绩	

一、以流程图回顾操作步骤

二、实训反思记录（可从 4 个方面反思：①实训中掌握较好的技能。②人文关怀与人际沟通的体会。③操作中的缺点、易错处。④改进思考）

三、案例情景思考

　　患者李某，女性，40 岁，体温为 39～40℃，持续 2 周，体温日差不超过 1℃，P 108 次 / 分，神志清楚，面色潮红，口唇干裂，精神不振，食欲差。请思考：该患者属于何种热型？患者发热的程度如何？护士可为其提供的护理措施有哪些？

四、小组评价

1. 实训表现与团队合作：

2. 小组考核结果：

小组长（成员）：

五、教师评价（教师根据同学们的表现用 "√" 做出以下评价）

1. 德育目标达标情况：优　良　一般　差　　2. 专业目标达标情况：优　良　一般　差

3. 案例分析综合表现：优　良　一般　差　　4. 总体达到教学目标：优　良　一般　差

5. 建议：

教师签名：　　　　时间：　　　

项目二十一：氧气吸入实训作业

组别： 　　学号： 　　姓名： 　　班级： 　　完成时间： 　年　 月　 日

理论老师		实训老师		成绩	

一、填空

1. 氧气吸入定义是_____。

2. 鼻氧管给氧法的操作目的是_____

_____。

二、操作流程（请用思维导图方式呈现）

三、查阅文献列举吸氧法的临床应用与进展（请标注参考文献）

四、学习中的疑难点

项目二十二：氧气吸入实训报告

组别：　　　　学号：　　　　姓名：　　　　班级：　　　　完成时间：　　年　　月　　日

理论老师		实训老师		成绩	

一、以流程图回顾操作步骤

二、实训反思记录（可从 4 个方面反思：①实训中掌握较好的技能。②人文关怀与人际沟通的体会。③操作中的缺点、易错处。④改进思考）

三、案例情景思考

　　患者李某，女性，65 岁，门诊以"肺心病"收入住院，患者感胸闷不适，口唇发绀，呼吸困难，查动脉血氧分压（PaO_2）40mmHg、血氧饱和度（SaO_2）65%。请思考：请判断该患者缺氧的程度如何？患者氧疗时护士如何为其进行监护？

四、小组评价

1. 实训表现与团队合作：

2. 小组考核结果：

小组长（成员）：

五、教师评价（教师根据同学们的表现用"√"做出以下评价）

1. 德育目标达标情况：优　良　一般　差　　2. 专业目标达标情况：优　良　一般　差

3. 案例分析综合表现：优　良　一般　差　　4. 总体达到教学目标：优　良　一般　差

5. 建议：

教师签名：　　　　时间：

项目二十三：吸痰法实训作业

组别：　　　　学号：　　　　姓名：　　　　班级：　　　　完成时间：　　年　　月　　日

理论老师		实训老师		成绩	

一、填空

1. 吸痰法的定义是＿＿＿＿＿＿＿＿＿＿＿＿＿＿＿＿＿＿＿＿＿＿＿＿＿。

2. 吸痰法的操作目的是＿＿＿＿＿＿＿＿＿＿＿＿＿＿＿＿＿＿＿＿＿＿＿

＿＿＿＿＿＿＿＿＿＿＿＿＿＿＿＿＿＿＿＿＿＿＿＿＿＿＿＿＿＿＿＿＿＿＿＿。

二、操作流程（请用思维导图方式呈现）

三、查找文献资料，介绍几种改良吸痰法的技术（请标注参考文献）

四、学习中的疑难点

项目二十四：吸痰法实训报告

组别：　　　学号：　　　姓名：　　　班级：　　　完成时间：　　年　　月　　日

理论老师		实训老师		成绩	

一、以流程图回顾操作步骤

二、实训反思记录（可从 4 个方面反思：①实训中掌握较好的技能。②人文关怀与人际沟通的体会。③操作中的缺点、易错处。④改进思考）

三、案例情景思考题

　　患者徐某，男性，60 岁。阑尾切除术后并发肺部感染，体格检查：T38.8℃，P92 次 / 分，R18 次 / 分，BP140/90mmHg，痰多且无力咳出，听诊有痰鸣音。医嘱：必要时可吸痰。请思考：如何判断患者是否需要吸痰？痰液黏稠不易咳出时，应如何处理？

四、小组评价

1. 实训表现与团队合作：

2. 小组考核结果：

小组长（成员）：

五、教师评价（教师根据同学们的表现用"√"做出以下评价）

1. 德育目标达标情况：优　良　一般　差　　2. 专业目标达标情况：优　良　一般　差

3. 案例分析综合表现：优　良　一般　差　　4. 总体达到教学目标：优　良　一般　差

5. 建议：

教师签名：　　　　时间：

项目二十五：乙醇拭浴实训作业

组别：　　　　学号：　　　　姓名：　　　　班级：　　　　完成时间：　　年　　月　　日

理论老师		实训老师		成绩	

一、填空

冷疗的生理效应有 _____

_____。

二、操作流程（请用思维导图方式呈现）

三、请描述乙醇拭浴的浓度和温度、禁忌部位及禁忌对象

四、学习中的疑难点

项目二十六：乙醇拭浴实训报告

组别：　　　学号：　　　姓名：　　　班级：　　　完成时间：　　年　　月　　日

理论老师		实训老师		成绩	

一、以流程图回顾操作步骤

二、实训反思记录（可从 4 个方面反思：①实训中掌握较好的技能。②人文关怀与人际沟通的体会。③操作中的缺点、易错处。④改进思考）

三、案例情景思考

患者李某，男性，68 岁，因外伤诊断为"颈 5、颈 6 椎体骨折伴截瘫"入院治疗。在入院第 4 天后，在全身麻醉下行颈椎手术。术后第 2 天，患者出现颜面潮红，无畏寒、寒战，体温 39.8℃，护士遵医嘱为患者进行物理降温。在实施操作中，护士应注意哪些问题?

四、小组评价

1. 实训表现与团队合作：

2. 小组考核结果：

小组长（成员）：

五、教师评价（教师根据同学们的表现用"√"做出以下评价）

1. 德育目标达标情况：优　良　一般　差　　2. 专业目标达标情况：优　良　一般　差

3. 案例分析综合表现：优　良　一般　差　　4. 总体达到教学目标：优　良　一般　差

5. 建议：

教师签名：　　　　时间：

项目二十七：鼻饲法实训作业

组别： 学号： 姓名： 班级： 完成时间： 年 月 日

理论老师		实训老师		成绩	

一、填空

1. 鼻饲术的目的是 _____。

2. 检查胃管插入胃内的方法有 _____

_____。

二、操作流程（请用思维导图方式呈现）

三、查阅文献，书写为长期卧床患者鼻饲反流误吸的预防和护理流程（请标注参考文献）

四、学习中的疑难点

项目二十八：鼻饲法实训报告

组别：　　　学号：　　　姓名：　　　班级：　　　完成时间：　　年　　月　　日

理论老师		实训老师		成绩	

一、以流程图回顾操作步骤

二、实训反思记录（可从 4 个方面反思：①实训中掌握较好的技能。②人文关怀与人际沟通的体会。③操作中的缺点、易错处。④改进思考）

三、案例情景思考

　　患者张某，男性，65 岁，因脑血管意外昏迷入院，需鼻饲饮食。请思考：对该患者插管时需特别注意什么？如何证实胃管已插入胃内？

四、小组评价

1. 实训表现与团队合作：

2. 小组考核结果：

小组长（成员）：

五、教师评价（教师根据同学们的表现用"√"做出以下评价）

1. 德育目标达标情况：优　良　一般　差　　2. 专业目标达标情况：优　良　一般　差

3. 案例分析综合表现：优　良　一般　差　　4. 总体达到教学目标：优　良　一般　差

5. 建议：

教师签名：　　　　时间：

项目二十九：灌肠法实训作业

组别：　　　　学号：　　　　姓名：　　　　班级：　　　　完成时间：　　年　　月　　日

理论老师		实训老师		成绩	

一、填空

1. 灌肠法定义是_____。

2. 为伤寒患者灌肠注意事项及原因有_____

_____。

二、操作流程（请用思维导图方式呈现）

三、查阅资料，介绍一种临床改良灌肠法，简要介绍其适用对象及操作方法（请标注参考文献）

四、学习中的疑难点

项目三十：灌肠法实训报告

组别：　　　学号：　　　姓名：　　　班级：　　　完成时间：　　年　　月　　日

理论老师		实训老师		成绩	

一、以流程图回顾操作步骤

二、实训反思记录（可从 4 个方面反思：①实训中掌握较好的技能。②人文关怀与人际沟通的体会。③操作中的缺点、易错处。④改进思考）

三、案例情景思考

患者林某，女性，45 岁，患子宫肌瘤，明日将在全身麻醉下行子宫肌瘤切除术。患者已便秘 3 天。医生医嘱：大量不保留灌肠。请思考：护士应为该患者选择何种灌肠液？如何执行医嘱？

四、小组评价

1.实训表现与团队合作：

2.小组考核结果：

小组长（成员）：

五、教师评价（教师根据同学们的表现用"√"做出以下评价）

1.德育目标达标情况：优　良　一般　差　　2.专业目标达标情况：优　良　一般　差

3.案例分析综合表现：优　良　一般　差　　4.总体达到教学目标：优　良　一般　差

5.建议：

教师签名：　　　　时间：

项目三十一：导尿术实训作业

组别： 学号： 姓名： 班级： 完成时间： 年 月 日

理论老师		实训老师		成绩	

一、填空

1. 导尿术定义是 ＿＿＿＿＿＿＿＿＿＿＿＿＿＿＿＿＿＿＿＿＿＿＿＿＿＿＿＿＿＿＿＿＿ 。

2. 请说明为导尿患者护理中如何防止泌尿系统逆行感染＿＿＿＿＿＿＿＿＿＿＿＿＿＿＿＿＿

＿＿ 。

二、操作流程（请用思维导图方式呈现）

三、列举临床中导尿术应用的新领域或新方法，简要介绍其方法及适用对象（请标注参考文献）

四、学习中的疑难点

项目三十二：导尿术实训报告

组别：　　　学号：　　　姓名：　　　班级：　　　完成时间：　年　月　日

理论老师		实训老师		成绩	

一、以流程图回顾操作步骤

二、实训反思记录（可从 4 个方面反思：①实训中掌握较好的技能。②人文关怀与人际沟通的体会。③操作中的缺点、易错处。④改进思考）

三、案例情景思考

　　患者李某，女，68 岁，因突发身体左侧无力、感觉减退、失语 1 天，以"急性脑梗死"入院治疗。体格检查：T38.4℃，P92 次 / 分，R20 次 / 分，BP158/86 mmHg。患者神志清醒，失语，左侧肢体肌力 3 级，小便失禁。医生医嘱：留置导尿。请思考：针对该患者，护士该如何实施导尿术？操作中有哪些注意事项？

四、小组评价

1. 实训表现与团队合作：

2. 小组考核结果：

小组长（成员）：

五、教师评价（教师根据同学们的表现用"√"做出以下评价）

1. 德育目标达标情况：优　良　一般　差　　2. 专业目标达标情况：优　良　一般　差

3. 案例分析综合表现：优　良　一般　差　　4. 总体达到教学目标：优　良　一般　差

5. 建议：

教师签名：　　　时间：

项目三十三：药液抽吸和配制实训作业

（以配制青霉素钠 80 万 U 为例）

组别： 学号： 姓名： 班级： 完成时间： 年 月 日

理论老师		实训老师		成绩	

一、填空

1. 自安瓿抽吸药液时，应将针头斜面向_____，置入安瓿内的液面_____，持活塞柄，抽动活塞，吸取药液。

2. 用青霉素钠 80 万 U 做皮内试验，以每毫升含青霉素_____的皮内试验液为标准，_____注入剂量为_____0.1mL）。

二、操作流程（请用思维导图方式呈现）

三、查阅文献，介绍在药液配制中如何避免被锐器所伤的方法（请标注参考文献）

四、学习中的疑难点

项目三十四：药液抽吸和配制实训报告

（以配制青霉素钠 80 万 U 为例）

组别： 学号： 姓名： 班级： 完成时间： 年 月 日

理论老师		实训老师		成绩	

一、以流程图回顾操作步骤

二、实训反思记录（可从 4 个方面反思：①实训中掌握较好的技能。②人文关怀与人际沟通的体会。③操作中的缺点、易错处。④改进思考）

三、案例情景思考

护士李某在门诊注射室工作，目前各种注射和药液配制工作较多。请思考有何方法可提高药液配制速度？如何保证配制操作准确、规范、安全？

四、小组评价

1. 实训表现与团队合作：

2. 小组考核结果：

小组长（成员）：

五、教师评价（教师根据同学们的表现用"√"做出以下评价）

1. 德育目标达标情况：优 良 一般 差 2. 专业目标达标情况：优 良 一般 差

3. 案例分析综合表现：优 良 一般 差 4. 总体达到教学目标：优 良 一般 差

5. 建议：

教师签名： 时间：

项目三十五：皮内注射法实训作业

组别： 　　学号：　　　　姓名：　　　　班级：　　　完成时间：　年　月　日

理论老师		实训老师		成绩	

一、填空

1. 皮内注射部位包括＿＿＿＿＿＿＿＿＿＿＿＿＿＿＿＿＿＿＿＿＿＿＿＿＿＿＿＿＿＿。

2. 皮内注射前用＿＿＿＿＿＿消毒皮肤，忌用＿＿＿＿＿＿。

二、操作流程（请用思维导图方式呈现）

三、查阅文献，介绍如何减轻因皮内注射而产生的疼痛感（请标注参考文献）

四、学习中的疑难点

项目三十六 皮内注射法实训报告

组别：　　　　学号：　　　　姓名：　　　　班级：　　　　完成时间：　　年　　月　　日

理论老师		实训老师		成绩	

一、以流程图回顾操作步骤

二、实训反思记录（可从 4 个方面反思：①实训中掌握较好的技能。②人文关怀与人际沟通的体会。③操作中的缺点、易错处。④改进思考）

三、案例情景思考

　　患者徐某，男性，35 岁，入院诊断"肺炎"，遵医嘱给予 0.9% 氯化钠 100mL+ 青霉素 800 万 U 静脉输注，患者未曾使用过抗生素。护士张某遵医嘱先对徐某实施青霉素过敏试验。患者注射青霉素皮试药液 3 分钟后，突然出现呼吸困难、血压下降、意识丧失。此时，护士张某应如何紧急处理？

四、小组评价

1. 实训表现与团队合作：

2. 小组考核结果：

小组长（成员）：

五、教师评价（教师根据同学们的表现用"√"做出以下评价）

1. 德育目标达标情况：优　良　一般　差　　2. 专业目标达标情况：优　良　一般　差

3. 案例分析综合表现：优　良　一般　差　　4. 总体达到教学目标：优　良　一般　差

5. 建议：

教师签名：　　　　时间：

项目三十七：皮下注射法实训作业

组别： 学号： 姓名： 班级： 完成时间： 年 月 日

理论老师		实训老师		成绩	

一、填空

1. 皮下注射部位包括_____。

2. 皮下注射适应证有_____。

二、操作流程（请用思维导图方式呈现）

三、查阅文献，介绍减轻糖尿病患者长期皮下注射胰岛素产生不适的举措（请标注参考文献）

四、学习中的疑难点

项目三十八：皮下注射法实训报告

组别：　　　学号：　　　姓名：　　　班级：　　　完成时间：　　年　　月　　日

理论老师		实训老师		成绩	

一、以流程图回顾操作步骤

二、实训反思记录（可从 4 个方面反思：①实训中掌握较好的技能。②人文关怀与人际沟通的体会。③操作中的缺点、易错处。④改进思考）

三、案例情景思考

　　患者张某，男性，35 岁，诊断为"糖尿病"，医嘱：餐前行胰岛素 6U 皮下注射，每日 3 次。请思考：针对该患者的情况，有哪些护理注意事项？

四、小组评价
1. 实训表现与团队合作：
2. 小组考核结果：

　　　　　　　　　　　　　　　　　小组长（成员）：

五、教师评价（教师根据同学们的表现用"√"做出以下评价）
1. 德育目标达标情况：优　良　一般　差　　2. 专业目标达标情况：优　良　一般　差
3. 案例分析综合表现：优　良　一般　差　　4. 总体达到教学目标：优　良　一般　差
5. 建议：

　　　　　　　　　　　　　　　教师签名：　　　　时间：

项目三十九：肌内注射法实训作业

组别： 学号： 姓名： 班级： 完成时间： 年 月 日

理论老师		实训老师		成绩	

一、填空

1. 肌内注射部位包括_____。

2. 臀大肌注射定位法为_____；臀中肌和臀小肌注射定位法为_____。

二、操作流程（请用思维导图方式呈现）

三、请列举几种无痛肌肉注射法，介绍其操作方法（请标注参考文献）

四、学习中的疑难点

项目四十：肌内注射法实训报告

组别：　　　　学号：　　　　姓名：　　　　班级：　　　　完成时间：　　年　　月　　日

理论老师		实训老师		成绩	

一、以流程图回顾操作步骤

二、实训反思记录（可从 4 个方面反思：①实训中掌握较好的技能。②人文关怀与人际沟通的体会。③操作中的缺点、易错处。④改进思考）

三、案例情景思考

　　患者赵某，男性，68 岁，患中风后遗症，护士长期对其给予营养肌肉和神经的药物肌内注射。几天后，患者的注射部位皮肤发生硬结。请思考：针对该患者的情况，护士应如何处理？

四、小组评价

1. 实训表现与团队合作：

2. 小组考核结果：

　　　　　　　　　　　　　　　　　　　小组长（成员）：

五、教师评价（教师根据同学们的表现用"√"做出以下评价）

1. 德育目标达标情况：优　良　一般　差　　2. 专业目标达标情况：优　良　一般　差

3. 案例分析综合表现：优　良　一般　差　　4. 总体达到教学目标：优　良　一般　差

5. 建议：

　　　　　　　　　　　　　　　　　教师签名：　　　　　时间：

项目四十一：雾化吸入法实训作业

组别： 学号： 姓名： 班级： 完成时间： 年 月 日

理论老师		实训老师		成绩	

一、填空

1. 雾化吸入法的目的是＿＿＿＿＿＿＿＿＿＿＿＿＿＿＿＿＿＿＿＿＿＿＿＿＿＿＿＿＿＿＿。

2. 常用的雾化吸入法包括＿＿＿＿＿＿＿＿＿＿＿＿＿＿＿＿＿＿＿＿＿＿＿＿＿＿。

二、操作流程（请用思维导图方式呈现）

三、查阅文献，介绍雾化吸入法的研究进展（请标注参考文献）

四、学习中的疑难点

项目四十二：雾化吸入法实训报告

组别：　　　　学号：　　　　姓名：　　　　班级：　　　　完成时间：　　年　　月　　日

理论老师		实训老师		成绩	

一、以流程图回顾操作步骤

二、实训反思记录（可从 4 个方面反思：①操作中的难点、易出错处。②人文关怀与人际沟通。③主要收获。④其他思考）

三、案例情景思考

　　患者余某，男性，65 岁，诊断为"支气管哮喘"，医嘱：给予解痉平喘药物，布地奈德 2mL+异丙托溴铵 2mL，雾化吸入，每日 2 次。请思考：如果您是当班护士，应如何执行医嘱呢？

四、小组评价

1. 实训表现与团队合作：

2. 小组考核结果：

　　　　　　　　　　　　　　　　　　　　小组长（成员）：

五、教师评价（教师根据同学们的表现用"√"做出以下评价）

1. 德育目标达标情况：优　良　一般　差　　2. 专业目标达标情况：优　良　一般　差

3. 案例分析综合表现：优　良　一般　差　　4. 总体达到教学目标：优　良　一般　差

5. 建议：

　　　　　　　　　　　　　　　　　教师签名：　　　　　时间：

项目四十三：静脉采血术实训作业

组别：　　　学号：　　　姓名：　　　班级：　　　完成时间：　　年　　月　　日

理论老师		实训老师		成绩	

一、填空

　　静脉采血术目的是_____
_____。

二、操作流程（请用思维导图方式呈现）

三、简述静脉采血术的注意事项

四、学习中的疑难点

项目四十四：静脉采血术实训报告

组别：　　　　学号：　　　　姓名：　　　　班级：　　　　完成时间：　　年　　月　　日

理论老师		实训老师		成绩	

一、以流程图回顾操作步骤

二、实训反思记录（可从 4 个方面反思：①实训中掌握较好的技能。②人文关怀与人际沟通的体会。③操作中的缺点、易错处。④改进思考）

三、情景案例思考题

　　患者张某，女性，6 岁，一周前有上呼吸道感染史，近日出现畏寒、发热，全身皮肤、黏膜出血，并有大片疹斑，诊断为"过敏性紫癜"。请思考：护士应如何对该患儿实施静脉采血术？

四、小组评价

1. 实训表现与团队合作：

2. 小组考核结果：

小组长（成员）：

五、教师评价（教师根据同学们的表现用"√"做出以下评价）

1. 德育目标达标情况：优　良　一般　差　　2. 专业目标达标情况：优　良　一般　差

3. 案例分析综合表现：优　良　一般　差　　4. 总体达到教学目标：优　良　一般　差

5. 建议：

教师签名：　　　　时间：

项目四十五：静脉输液法实训作业

组别：　　　　学号：　　　　姓名：　　　　班级：　　　　完成时间：　　年　　月　　日

理论老师		实训老师		成绩	

一、填空

1. 静脉输液的原理是＿＿＿＿＿＿＿＿＿＿＿＿＿＿＿＿＿＿＿＿＿＿＿＿＿＿＿＿＿＿＿。

2. 静脉补液的原则是＿＿＿＿＿＿＿＿＿＿＿＿＿＿＿＿＿＿＿＿＿＿＿＿＿＿＿＿＿＿＿。

二、操作流程（请用思维导图方式呈现）

三、查找文献资料，介绍留置针的改良技术和封管的新方法（请标注参考文献）

四、学习中的疑难点

项目四十六：静脉输液法实训报告

组别：　　　　学号：　　　　姓名：　　　　班级：　　　　完成时间：　　年　　月　　日

理论老师		实训老师		成绩	

一、以流程图回顾操作步骤

二、实训反思记录（可从 4 个方面反思：①实训中掌握较好的技能。②人文关怀与人际沟通的体会。③操作中的缺点、易错处。④改进思考）

三、案例情景思考

　　患者张某，35 岁，因"腹泻"到医院治疗。在静脉输液过程中，患者出现了突发性的胸闷、胸骨后疼痛、眩晕、低血压，随即出现呼吸困难、严重发绀，患者有濒死感，听诊心脏有杂音。请思考：此患者出现了什么问题？护士应对其如何处理？

四、小组评价

1.实训表现与团队合作：

2.小组考核结果：

小组长（成员）：

五、教师评价（教师根据同学们的表现用"√"做出以下评价）

1.德育目标达标情况：优　良　一般　差　　2.专业目标达标情况：优　良　一般　差

3.案例分析综合表现：优　良　一般　差　　4.总体达到教学目标：优　良　一般　差

5.建议：

教师签名：　　　　时间：

项目四十七：洗胃法实训作业

组别： 学号： 姓名： 班级： 完成时间： 年 月 日

理论教师		实训教师		成绩	

一、填空

1. 洗胃禁忌证有 _____。

2. 插洗胃管长度为_____cm，洗胃液用量为_____，温度以_____℃为宜。

二、操作流程（请用思维导图方式呈现）

三、查阅文献，介绍洗胃法的研究现状（请标注参考文献）

四、学习中的疑难点

项目四十八：洗胃法实训报告

组别：　　　　学号：　　　　姓名：　　　　班级：　　　　完成时间：　　年　　月　　日

理论老师		实训老师		成绩	

一、以流程图回顾操作步骤

二、实训反思记录（可从4个方面反思：①实训中掌握较好的技能。②人文关怀与人际沟通的体会。③操作中的缺点、易错处。④改进思考）

三、案例情景思考
　　患者钱某，男性，54岁，今日在田间喷洒敌百虫农药后，出现恶心呕吐、流泪、多汗、头晕、呼吸困难，随后出现谵妄、抽搐昏迷，被家人紧急送到医院抢救。医嘱：洗胃。请思考：此时洗胃应选择何种溶液？在洗胃过程中有哪些注意事项？

四、小组评价
1.实训表现与团队合作：
2.小组考核结果：
　　　　　　　　　　　　　　　　　　　　小组长（成员）：

五、教师评价（教师根据同学们的表现用"√"做出以下评价）
1.德育目标达标情况：优　良　一般　差　　2.专业目标达标情况：优　良　一般　差
3.案例分析综合表现：优　良　一般　差　　4.总体达到教学目标：优　良　一般　差
5.建议：
　　　　　　　　　　　　　　　　　　教师签名：　　　　　时间：

项目四十九：心肺复苏术实训作业

组别：　　　学号：　　　姓名：　　　班级：　　　完成时间：　年　月　日

理论老师		实训老师		成绩	

一、填空

1. 心搏骤停的判断标准为＿＿＿＿＿＿＿＿＿＿、＿＿＿＿＿＿＿＿＿＿＿。

2. 成年人按压部位为＿＿＿＿＿＿＿＿＿＿，频率＿＿＿＿次/分，吹气频率＿＿＿＿次/分。

3. 心肺复苏术成功的指标为＿＿＿＿＿＿＿＿＿＿＿＿＿＿＿＿＿＿＿＿＿＿＿＿＿＿＿

＿＿＿＿＿＿＿＿＿＿＿＿＿＿＿＿＿＿＿＿＿＿＿＿＿＿＿＿＿＿＿＿＿＿＿＿＿＿。

二、操作流程（请用思维导图方式呈现）

三、总结和阐述院内、院外生存链的步骤和主要内容

四、学习中的疑难点

项目五十：心肺复苏术实训报告

组别：　　　学号：　　　姓名：　　　班级：　　　完成时间：　　年　　月　　日

理论老师		实训老师		成绩	

一、以流程图回顾操作步骤

二、实训反思记录（可从 4 个方面反思：①实训中掌握较好的技能。②人文关怀与人际沟通的体会。③操作中的缺点、易错处。④改进思考）

三、案例情景思考

　　某高校一位男大学生，在校运动会跑完 5000 米比赛后，突然出现心跳、呼吸骤停。请思考：如果您就在现场，面对此时的情况会怎样做？

四、小组评价

1. 实训表现与团队合作：

2. 小组考核结果：

　　　　　　　　　　　　　　　　　　　　　　　　小组长（成员）：

五、教师评价（教师根据同学们的表现用"√"做出以下评价）

1. 德育目标达标情况：优　良　一般　差　　2. 专业目标达标情况：优　良　一般　差

3. 案例分析综合表现：优　良　一般　差　　4. 总体达到教学目标：优　良　一般　差

5. 建议：

　　　　　　　　　　　　　　　　　　　教师签名：　　　　时间：

项目五十一：《基础护理学》见习报告

学号：　　　　姓名：　　　　班级：　　　　完成时间：　　年　　月　　日

姓名		学号		见习科室	
调研内容	基础护理学技能操作临床实践		形式	临床见习	
目标及要求	目标：1.熟悉医院环境、设施、工作程序、工作特点。 　　　2.参与入院和出院护理，参与晨晚间护理，为患者测量生命体征。 　　　3.见习无菌操作、皮肤护理、氧气吸入、吸痰、冷热疗法、鼻饲、导尿、灌肠、各种注射及静脉输液、标本采集等护理常用技术操作。 　　　4.运用专业的护理知识评估患者，与患者进行沟通交流。 方法：1.提前预习理论知识并做好见习准备。 　　　2.跟随带教老师参加病房晨会及床头交接班。 　　　3.调研病房设置、护士工作流程、基础护理各项技能操作实施等。 要求：1.以小组为单位，对见习要求和调研报告的内容进行基础护理见习。 　　　2.见习结束，每人完成1份调研报告，要求图文并茂，用此作为平时成绩。				
报告内容 （图文并茂） 可附页					
教师评分 评语	评语： 总分： 　　　　　　　　　　教师签名：　　年　　月　　日				

第三节　健康评估

项目一：问诊实训作业

组别：　　　　学号：　　　　姓名：　　　　班级：　　　　完成时间：　　年　　月　　日

理论教师		实训教师		成绩	

一、填空

1. 问诊的目的是_____。
2. 问诊需准备的环境为_____。
3. 问诊的注意事项有_____。

二、查文献或书籍了解问诊学习方法（文献选用思考、主要观点、体会、文献引文格式等）

三、学习中的疑难点

项目二：问诊实训报告

组别： 学号： 姓名： 班级： 完成时间： 年 月 日

理论老师		实训老师		成绩	

一、以流程图或思维回顾问诊步骤

二、实训反思记录（可从4个方面反思：①实训中掌握较好的技能。②人文关怀与人际沟通的体会。③操作中的缺点、易错处。④改进思考）

三、案例情景思考

　　患者陈某，男性，25岁，职员，2天前因进食不慎出现腹痛，以左上腹疼痛明显，伴呕吐、腹泻、口渴、食欲缺乏、乏力，无发热、呕血，小便量少，色黄，大便稀薄。请思考：患者的问诊要点有哪些？

四、小组评价

1. 实训表现与团队合作：

2. 小组考核结果：

　　　　　　　　　　　　　　　　　　　小组长（成员）：

五、教师评价（教师根据同学们的表现用"√"做出以下评价）

1. 德育目标达标情况：优　良　一般　差　　2. 专业目标达标情况：优　良　一般　差

3. 案例分析综合表现：优　良　一般　差　　4. 总体达到教学目标：优　良　一般　差

5. 建议：

　　　　　　　　　　　　　　　　　　　教师签名：　　　时间：

项目三：体格检查实训作业

组别： 学号： 姓名： 班级： 完成时间： 年 月 日

理论老师		实训老师		成绩	

一、填空

1. 体格检查的目的是＿＿＿＿＿＿＿＿＿＿＿＿＿＿＿＿＿＿＿＿＿＿＿＿＿＿＿＿。

2. 体格检查的用物准备有＿＿＿＿＿＿＿＿＿＿＿＿＿＿＿＿＿＿＿＿＿＿＿＿＿＿＿＿。

3. 体格检查的注意事项有＿＿＿＿＿＿＿＿＿＿＿＿＿＿＿＿＿＿＿＿＿＿＿＿＿＿＿＿。

二、查文献或书籍了解体格检查学习方法（文献选用思考、主要观点、体会、文献引文格式等）

三、学习中的疑难点

项目四：体格检查实训报告

组别：		学号：		姓名：		班级：		完成时间：	年 月 日
理论老师			实训老师				成绩		

一、以流程图或思维导图回顾操作步骤

二、实训反思记录（可从 4 个方面反思：①实训中掌握较好的技能。②人文关怀与人际沟通的体会。③操作中的缺点、易错处。④改进思考）

三、案例情景思考

患者张某，60 岁，心悸 5 年，下肢水肿 1 年，以"右心衰竭"收入院。责任护士已对其进行全面系统的问诊，现需要对其进行体格检查。请思考：体格检查有哪些方法？检查中需要注意哪些事项？

四、小组评价
1. 实训表现与团队合作：
2. 小组考核结果：

小组长（成员）：

五、教师评价（教师根据同学们的表现用"√"做出以下评价）
1. 德育目标达标情况：优 良 一般 差 2. 专业目标达标情况：优 良 一般 差
3. 案例分析综合表现：优 良 一般 差 4. 总体达到教学目标：优 良 一般 差
5. 建议：

教师签名： 时间：

项目五：心电图实训作业

组别：	学号：	姓名：	班级：	完成时间：	年 月 日

理论教师		实训教师		成绩	

一、填空

1. 心电图的目的是 _____。

2. 心电图的用物准备有 _____。

3. 心电图的注意事项有 _____。

二、查文献或书籍了解心电图分析方法（文献选用思考、主要观点、体会、文献引文格式等）

三、学习中的疑难点

项目六：心电图实训报告

组别：	学号：	姓名：	班级：	完成时间：	年 月 日
理论老师		实训老师		成绩	

一、以流程图或思维导图回顾操作步骤

二、实训反思记录（可从 4 个方面反思：①实训中掌握较好的技能。②人文关怀与人际沟通的体会。③操作中的缺点、易错处。④改进思考）

三、案例情景思考

　　患者李某，50 岁，工人，因"心功能不全"入院，需做心电图检查。请思考：心电图的操作方法及注意事项有哪些?

四、小组评价：

1. 实训表现与团队合作：

2. 小组考核结果：

　　　　　　　　　　　　　　　　　　小组长（成员）：

五、教师评价（教师根据同学们的表现用"√"做出以下评价）

1. 德育目标达标情况：优　良　一般　差　2. 专业目标达标情况：优　良　一般　差

3. 案例分析综合表现：优　良　一般　差　4. 总体达到教学目标：优　良　一般　差

5. 建议：

　　　　　　　　　　　　　　　　教师签名：　　　时间：

项目七：病历书写实训作业

组别：		学号：		姓名：		班级：		完成时间：	年 月 日
理论教师		实训教师				成绩			

一、填空

1.病历书写的目的是＿＿＿＿＿＿＿＿＿＿＿＿＿＿＿＿＿＿＿＿＿＿＿＿＿＿＿＿。

2.病历书写的注意事项有＿＿＿＿＿＿＿＿＿＿＿＿＿＿＿＿＿＿＿＿＿＿＿＿＿＿。

二、查文献或书籍了解医院病历书写要求及掌握方法（医院病历书写要求的资料、体会、文献引文格式等）

三、学习中的疑难点

项目八：病历书写实训报告

组别：	学号：		姓名：	班级：		完成时间： 年 月 日
理论老师			实训老师		成绩	

一、以要点回顾病历书写要求

二、实训反思记录（可从 3 个方面反思：①实训中掌握较好的技能；②实训中的缺点、易错处；③改进思考）

三、案例情景思考

　　患者咳嗽、咳痰 1 周，症状加重伴周身酸痛、乏力 3 天，入院 1 周前因受凉而出现咳嗽、咳痰，在私人诊所就诊，对其给予止咳、抗炎、化痰药物（具体不详）。口服药物后，患者症状未见明显缓解，3 天前出现全身酸痛、头晕及乏力等不适。为进一步治疗，患者遂来我院。门诊以"上呼吸道感染"收入院。患者自发病以来，有头晕，无头痛、心慌、气短、恶心、呕吐、腹泻症状，睡眠欠佳，饮食欠佳，二便正常。患者无肝炎、肺结核等传染病史；无过敏史；无高血压、心脏病史。吸烟史十余年，每日 1 包。体格检查：T38℃，P90 次 / 分，R24 次 / 分，BP120/74mm/Hg，神志意识清楚，痛苦病容，表情痛苦，扶入病房，主动体位，查体合作。全身皮肤黏膜无黄染、苍白、出血斑点，浅表淋巴结未触及，双肺呼吸音粗，未闻及湿啰音，无胸膜摩擦音，心前区无隆起，心尖搏动范围正常，心尖区无抬举样搏动，无压痛，心界无扩大，心率 80 次 / 分，心律齐，心音正常，各瓣膜听诊区无异常。腹部形态正常，肝、脾、胆囊肋下未触及，未触及包块及肿块，移动性浊音阴性。肠鸣音正常，3～4 次 / 分，未闻及气过水声。生理反射存在，病理反射未引出。血常规示：白细胞计数 11.0×10^9/L，淋巴细胞比率 32.6%，中性粒细胞比率 61.0%，红细胞计数 4.7×10^{12}/L，血红蛋白 155.0g/L，血小板计数 180×10^9/L。尿常规提示：未见明显异常。

　　问题：请根据案例资料提出相关护理诊断，并制订相应的护理计划。

四、小组评价：
1. 实训表现与团队合作：
2. 小组考核结果：

　　　　　　　　　　　　　　　　　　　　　　小组长（成员）：

五、教师评价（老师根据同学们的表现做出以下评价）
1. 德育目标达标情况：优　良　一般　差　　2. 专业目标达标情况：优　良　一般　差
3. 案例分析综合表现：优　良　一般　差　　4. 总体达到教学目标：优　良　一般　差
5. 建议：

　　　　　　　　　　　　　　　　　　　　教师签名：　　　　时间：

项目九:《健康评估》见习报告

学号:　　　　姓名:　　　　班级:　　　　完成时间:　　年　　月　　日

姓名		学号		见习科室	
调研内容	问诊及病历书写		形式		
目标及要求	**一、见习目标** 1. 新入院患者问诊的内容、体格检查技巧与要求。 2. 护理文书的规范书写。 **二、见习方法** 1. 见习前,复习问诊所需的理论知识内容。 2. 跟随带教教师学习问诊、体格检查技巧及规范书写护理文书。 **三、见习要求** 1. 线上学习或进入临床实践基地完成问诊、体格检查内容和护理文书撰写实践。 2. 每人撰写一份见习报告。				
报告内容 (图文并茂) 可附页					
教师评分 评语	评语: 总分: 　　　　　　　　　　教师签名:　　　年　　月　　日				

附录 ▷▷▷▷

附表 入院患者护理评估单

科室_____ 床号_____ 姓名_____ 性别：□男 □女 年龄_____ 住院号_____

文化程度：□文盲 □小学 □初中 □中专/高中 □大专及以上

入院时间：_____ 通知医生时间_____ 联系电话_____

入院方式：□步行 □扶行 □轮椅 □平车 □担架 □转诊 □其他_____

过 敏 史：药物：□无 □不详 □有

食物：□无 □不详 □有 □其他

输 血 史：□无 □有

入院诊断：

护理级别：□特级 □一级 □二级 □三级

意识状态：□清楚 □嗜睡 □模糊 □昏睡 □昏迷

生命体征：T_____℃ P_____次/分 R_____次/分 BP_____mmHg

情 绪：□正常 □悲伤 □焦虑 □孤独 □恐惧 □兴奋 □其他

体 位：□主动体位 □被动体位 □被迫体位（□端坐位 □半坐卧位 □侧卧位 □俯卧位） □其他

皮肤黏膜：□正常 □压力性损伤 □烫伤 □外伤 □其他_____

饮 食：□普食 □半流质 □流质 □禁食 □鼻饲 □治疗饮食_____

排 便：□正常 □便秘（一次/ 日；辅助排便：□无 □有_____）

□腹泻（____次/日）□失禁 □造瘘（能否自理：□能 □否）

□其他

排 尿：□正常 □尿失禁 □尿潴留 □排尿困难 □留置导尿 □其他_____

跌倒风险评估：□活动异常 □辅助用具 □睡眠异常 □视力异常 □其他_____

生活状况

吸 烟：□无 □有

饮 酒：□无 □偶尔 □经常 □每日

自理能力：□完全自理 □部分自理 □完全不能自理

慢 性 病：□无 □心脏病 □高血压 □糖尿病 □脑卒中 □其他_____

疼痛评估：□无 □有（部位：_____）

疼痛程度：□0分，无痛 □1～3分，轻微痛 □4～6分，比较痛 □7～9分，非常痛 □10分，剧痛

入院介绍：□住院须知 □环境设施 □管床医护人员 □饮食 □安全管理

□告知疾病相关知识 □跌倒或坠床安全宣教 □其他_____

评估时间： 年 月 日 时 评估护士签名： 护士长签名：

主要参考书目 ▷▷▷▷

1.王文姬，金胜姬.护理人文修养与沟通技术.3版.北京：人民卫生出版社，2021.

2.余雨枫.护理美学.4版.北京：中国中医药出版社，2021.

3.刘义兰，翟惠敏.护士人文修养.3版.北京：人民卫生出版社，2022.

4.刘义兰，胡德英，杨春.护理人文关怀理论与实践.北京：北京大学出版社，2017.

5.张翠娣.护理人文修养与沟通技术2版.北京：人民卫生出版社，2016.

6.李秋萍.护患沟通技巧.3版.北京：科学出版社，2018.

7.杨巧菊.护理学基础.4版.北京：中国中医药出版社，2021.

8.马小琴.护理学基础.3版.北京：人民卫生出版社，2021.

9.李小寒，尚少梅.基础护理学.7版.北京：人民卫生出版社，2022.

10.丁晓群.江西省护理技术操作规程.南昌：江西科学技术出版社，2020.

11.程玉莲，余安汇.护理学基础.北京：人民卫生出版社，2016.

12.曹梅娟，王克芳.新编护理学基础.4版.北京：人民卫生出版社，2022.

13.阚丽君，张玉芳.健康评估.4版.北京：中国中医药出版社，2021.

14.孙志岭，李壮苗.健康评估.3版，北京：人民卫生出版社，2021.

15.孙玉梅，张立力．健康评估.5版.北京：人民卫生出版社，2021.

16.王瑞丽，文红艳.健康评估.3版.北京：中国中医药出版社，2018.